医療で「稼ぐ」のは悪いことなのか？

医療立国の可能性，その課題と展望

はじめに

　1991年の広辞苑4版で医療という言葉を調べると，「医術で疾患を治すこと」とある。ここには，今話題になっている高額な抗がん剤の臭いはしないし，予防の概念も入っていない。

　2018年の現在，全世界の医療ニーズはとどまるところを知らない。たとえば，糖尿病の患者は，中国においては1億960万人になるという（IDF調査，人口IMF-World Economic Outlook Databases：2015年10月版）。

　こういった医療ニーズに対応するには，金銭面での手当てとサービス提供の面での手当てが必要になる。金銭面の手当ては，日本には世界の模範とまでいわれた「国民皆保険制度」がある。

　この仕組みのおかげで，日本人はあまりお金のことを気にしないで，医療サービスを受けることができる。しかし，最近では，医療費がかかりすぎて国民皆保険制度が破たんするといわれるようになってきた。一方，新興国では国民皆保険制度を作ることが難しい。経済が発展途上の国では，ダムや道路を作ったりすることが優先され，医療サービスにまで国のお金が回らないからだ。こういった国では，個々の国民にお金がないと医療サービスを受けることができない。

　では，お金があればどこでも優れた医療サービスを受けることができるのであろうか。そのためには，お金に加えて，医療サービスを提供する病院などの医療機関，医師などの医療従事者が必要になる。

　医療サービス提供の点でも，世界は大きな過渡期を迎えている。そもそも病院を作るのにはお金がかかるので，そのお金を調達しなければならない。旧来は国や公的な医療機関が税金や，銀行からの間接金融で資金調達して病院などの医療機関を建設していた。しかし，最近ではPFI＊やPPP＊＊といった形で民間からの資金調達，時には資本市場からの直接金融で資金を調達しなければ病院の建設ができなくなってきている。新興国ではすでに株式会社立の病院と国立の病院が併存し，医療が二極化している。

　さらに，高齢化の波が先進国や一部の新興国に訪れている。1991年とはまったく違っているのである。

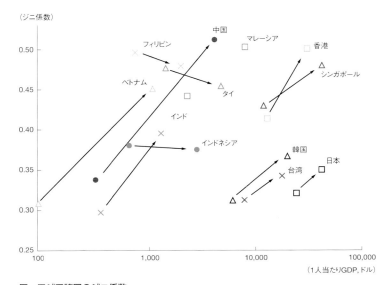

図　アジア諸国のジニ係数
出典：IMF、Euroonitorより，大和総研作成

　アジアビジネスの権威に日本総研の大泉啓一郎がいる。彼は2018年5月に著した『新貿易立国論』(文藝春秋)という書籍の中で，昔と変わらず日本に資源がないことは明白なので付加価値のある輸出で経済の発展を行おうという考え方を示している。そして，国内で開発・生産する「メイド・イン・ジャパン」戦略と，新興国・途上国へ生産拠点を移す「メイド・バイ・ジャパン」戦略の使い分けを説く。実はこの2つの戦略は，本書でいう「インバウンド」が「メイド・イン・ジャパン」で，「アウトバウンド」が「メイド・バイ・ジャパン」にあたる。

　さらに，新興国ではジニ係数が大きい(**図**参照)。つまり，所得格差が大きくますます広がっており，日本人が想像する以上の規模で高所得層が存在しているのである。

　日本の輸出競争力の低下は，90年代以降の経済のグローバル化を背景と

＊PPP (パブリック・プライベート・パートナーシップ：公民連携)　公と民が連携して，病院や刑務所など公共サービスの提供を効率的かつ効果的に行うスキーム。PFIは，PPPの代表的な手法の1つである。
＊＊PFI (プライベート・ファイナンス・イニシアティブ)　公共施設などの設計，建設，維持管理および運営に民間の資金とノウハウを活用し，公共サービスの提供を民間主導で行うこと。

する新興国の台頭に強く影響を受けたものである。しかし，高度な技術力が必要な分野であるヘルスケア分野では，まだ新興国の力はさほど大きくない。

　チャンスをいかにビジネスにするのか，問題点をどう克服するのか。そのために，本書では日本にはどのような問題があり，またチャンスがあるのか。増加する医療ニーズをどこでどうやって取り込み，場合によってはビジネスとしていくかを考えていくことになる。観光立国が話題になるが，「Tourism ECONOMIC IMPACT 2016 JAPAN」によると，日本の観光産業の規模は2015年が12兆8958億円で，対GDP比の2.6%である。観光と同様に医療で立国することが可能なのか。本書では，医療立国の可能性と課題を皆様と考えてみたいと思っている。

目　次

はじめに　3

1章　現状の分析と理論 ——————————— 11

1　急拡大する医療マーケット　11

国内雇用の増大
今，アジアで起きていること
時価総額1兆円越えのIHHとは
バンコク病院グループとは
医療をマーケットとしてとらえる是非
情報の非対称という理論
市場としての医療が出現した理由
経済学としての医療分野の位置づけ
お金がないと医療を提供できない
新興国では株式会社病院も必要
医療ツーリズムは必要悪
薬剤の価格

2　急務になる高齢化対応と医療者の増加　26

日本の高齢化の現状
日本での食生活の変化と疾病構造の変化
医療費の分析
1人当たり医療費
医療費増加の原因
医療費増加の現状
医療費の内訳
アジアにおける高齢化の波
予防医療が重要

2章　日本の医療レベル ——————————— 43

1　日本の医療をSWOT分析とVRIO分析する　43

SWOT分析とは
VRIO分析とは

2 日本の医療レベルの高さと可能性－他国との比較－　49

S：strength
O：opportunity
中国の高齢化状況
中国経済における医療の位置づけ
中国の医療保険制度
急速なICTの導入
インドネシアの医療状況
インドネシアの医療保険導入と医療需要の拡大
インドネシアの医療職
インドネシアの医師
インドネシアの病院と効率化
国立病院の事例：ファトマワティ病院
カイコウカイスナヤンクリニック
VRIO分析をしてみる

3 新たに突きつけられた課題　63

W：weakness
フィリップスの調査
医師数と競争力
T：threatening
新興国の医療政策
海外からの進出
医療は国のインフラ
医師と医師免許
米国から来た黒船
シンガポールやマレーシアIMUでの医師養成の取り組み
シンガポールの医学部

4 医療の産業としての位置づけ　71

消費の対象になった医療
医療分野の規模と雇用創出効果
産業連関による分析
各国の社会保障の変化と今後
産業と社会保障の衝突
経営学と医療
組織論
人的資源管理
マーケティング
オペレーションの改善
病院の規模の拡大
地域医療構想
地域医療連携推進法人

3章 考えられている対策と見込み —————— 83

1 予防と最先端技術　85

予防の拡充
健康経営：経産省の取り組み
厚生労働省の取り組み
ポピュレーションヘルス
重症化予防
最先端技術：遺伝子診断医療の進歩
遺伝子と precision medicine（最適化医療あるいは精密医療）
個別化医療
再生医療
日本での再生医療
粒子線治療
MDアンダーソンと日本の技術

2 医療ICTとAI，ビッグデータ　99

医療の診断はAIで可能か？
ワトソンを使った取り組みと限界
ICT医療の拡大
ICTを使った情報共有
スペイン医療のICT化
米国の例：Healthix
後れを取った日本
ICTを使った遠隔医療
高齢社会を支えるICT
医療データの集積：レセプト情報・特定健診等情報データベース（NDB）や
　　National Clinical Database（NCD）の取り組み

3 費用対効果分析の導入　106

医療経済学の必要性
命をお金で測ること
各国の動き
英国の考え方と現状

4章 医療を産業として海外に売り出すには —————— 115

1 日本医療の国際化の歴史　115

国際化はもともと行われていた
国際化に医療の産業的視点の導入
政府の応援
JCI取得病院の増加

日本における医療ブランドの確立
最近の傾向と課題

2 医療アウトバウンドの可能性　120

売り出すものは何か？
アウトバウンドの事例
相次ぐ，商社の海外病院への進出
ロシア連邦
ロシアでのチャンス
カンボジアという国
カンボジアの医療

3 医療インバウンドの広がり　128

社会保障の視点から見た医療ツーリズムとその広がり
医療ツーリズムを成功させるには
日本における医療ツーリズムの特徴
JMIPの創設
行政の取り組み：東京都と横浜市
グループとして取り組む：徳洲会グループ
県とともに取り組む：藤田保健衛生大学と偕行会

5章 日本を支える医療・健康サービス　139

高齢者雇用の受け皿としての医療健康産業
高齢者＊AI
医師数増加でのワークシェアと医師の収入
外国人対応のさらなる強化
国際分業の可能性を視野に
資金調達のバリエーション
患者にも医療者にも蔓延する「皆保険マインド」
結論

あとがき　151

本書全体の参考文献　155

1章

現状の分析と理論

1　急拡大する医療マーケット

　人口減少の現在の日本の状況からは想像しにくいが，世界では人口が増加し（**図1-1**），全世界の医療ニーズはとどまるところを知らない。たとえば，糖尿病の患者は，中国においては1億960万人になるという（**表1-1**）。そして，安倍政権になってから，いや正確には民主党政権のときから，医療を有望な成長産業あるいは市場としてとらえ，そこに進出しようという記事が新聞をにぎわすようになった。

　インバウンドの1つとしてとらえられることが多い，海外から訪れる患者を日本で治療しようという医療ツーリズムがそれであるし，医療をアジアなどの新興国に輸出しようというアウトバウンドという動きもその1つである。

　医療分野でマーケットや市場というと，怒る人もいるかもしれない。「命は地球より重い」とか，医療に営利的な考え，わかりやすくいえば金儲け的な考え方はなじまないという考え方が，日本では根付いているからだ。

　しかし，事実だけでみれば，アジアなどの新興国を中心に，医療に対する需要が急拡大している。これは，**表1-1**に示される糖尿病患者の急増や，日本から20年～30年遅れて急速に高齢化していくアジアを考えれば明らかである（**図1-2**）。

　これをマーケットとしてとらえるのが適当なのか，それともそのようなとらえ方は非人間的だと切り捨てるのが適当なのだろうか。

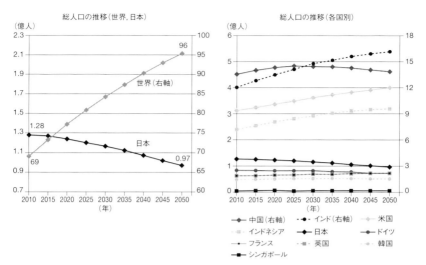

図1-1　日本と世界の総人口の推移
出典：日本は国立社会保障・人口問題研究所「日本の将来推計人口（平成24年1月推計）」，日本以外はUnited Nations "World Prospects: The 2012 Revision"より作成。いずれも2010年は実績値，2010年以降は中位推計の値。

表1-1　世界の糖尿病患者数（2015年）

国	糖尿病患者数	人口（順位）
中国	1億960万人	13億6782万人（1位）
インド	6920万人	12億7592万人（2位）
米国	2930万人	3億1908万人（3位）
ブラジル	1430万人	2億277万人（5位）
ロシア	1210万人	1億4630万人（9位）
メキシコ	1150万人	1億1972万人（11位）
インドネシア	1000万人	2億5217万人（4位）
エジプト	780万人	8670万人（15位）
日本	720万人	1億2706万人（10位）
バングラデシュ	710万人	1億5822万人（8位）

出典：IDF調査，人口 IMF-World Economic Outlook Databases（2015年10月版）

国内雇用の増大

　このような話はアジアに限ったものではない。本章2節では医療費増加の問題をマイナス面，つまり医療費をコストと考える視点で描くが，医療を産業と考えた場合には，雇用の増加という側面があることも忘れてはならない。図1-3に示すように，医療や介護分野は，日本において数少ない

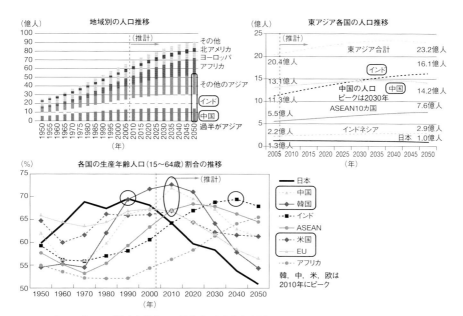

図1-2　各国の人口及び生産年齢人口の推移（経済産業省資料）
出典：「各国の人口」はWorld Population Prospects：The 2008 Revsion（国際連合），「日本の人口」は国立社会保障・人口問題研究所「日本の将来推計人口（平成18年12月推計）」における出生中位（死亡中位）推計をもとに，国土交通省国土計画局作成
注：「東アジア合計」は，日本，中国，韓国，ASEAN10か国（ブルネイ，カンボジア，インドネシア，ラオス，マレーシア，ミャンマー，フィリピン，シンガポール，タイ，ベトナム）の合計値

雇用が拡大している分野なのである。

　国が豊かになれば，人件費の増加に伴い製造業は海外に流れる傾向があり，また国民の消費余力に対してサービス産業が盛んになる。日本では，すでにサービス産業はGDPの7割近くを占める。そのなかで高齢化社会への対応も含め，医療介護分野の充実は欠かせない。

今，アジアで起きていること

　さらに事実をみておこう。アジアでは株式会社病院が急成長している。その代表例として，2つの企業を挙げる。

　1つは，マレーシアに本拠を置き，売上高8.46ビリオンマレーシアリンギット（1マレーシアリンギット25円として，日本円に換算すると約2110億円：2015年），時価総額52.765ビリオンマレーシアリンギット（日本円に換算すると約1兆3000億円：2016年10月）のIHH Healthcare Berhadである。IHHはマレーシアに本部を置く，アジア最大の民間医療企業であり，

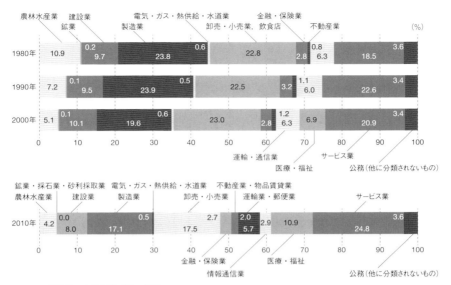

図1-3 就業者の産業別構成比の推移
出典:総務省「国勢調査報告」より作成。
注:1980年～1990年,2000年,2010年を比較する場合には,産業分類が異なる点に留意。また,2010年において,便宜上,「サービス業」と分類している産業は,「学術研究,専門・技術サービス業」,「宿泊業,飲食サービス業」,「生活関連サービス業,娯楽業」,「教育,学術支援業」,「複合サービス事業」,「サービス業(他に分類されないもの)」を合算したものである。1990年以前は,医療・福祉はサービス業に含まれている。

マレーシア証券取引所及びシンガポール証券取引所に上場している。時価総額では,米国のHCA Holdingsについで世界2位になる。

もう1つは,タイに本拠を置き,タイに41の病院,カンボジアに2つの病院をもち,その他保険会社などの関連会社を13もつ,Bangkok Dusit Medical Servicesである。

時価総額1兆円越えのIHHとは

IHHは,2012年7月に上場を果たした巨大企業で,シンガポール,ブルネイ,中国,香港,マケドニア,マレーシア,インド,イラク,トルコ,ベトナム,UAEで医療機関を経営している。さらにIHHは病院のみならず,クアラルンプールのInternational Medical Universityを経営しており,さらにトルコ最大の民間医療企業Acıbadem Healthcare GroupやParkway Pantai社を所有している。その結果,IHHは52の病院を経営し,1万ベッド以上を所有している。なお,日本の三井物産も出資+経営参画していることでも知られている。

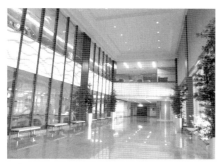 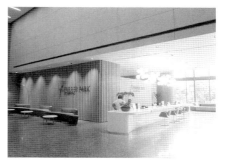

写真1-1　ホテルのようなマウントエリザベス病院　　写真1-2　シンガポールで最新の私立病院，ファーラーパーク病院

　このグループの基幹病院であるノベナという場所にあるマウントエリザベス病院は2011年秋に開業したホスピタル＋ホテルで，ホピテルという新しい概念を提唱している富裕層向けの病院である（**写真1-1**）。
　さらに，すぐ隣にこの病院の患者用と思われるホテルが新築されていた。このあたりは住宅街であり，平均在院日数が短いシンガポールにおいて，この病院の患者を目当てにしたホテルであることは言うまでもない。
　この病院グループの本体がマレーシアにあることからわかるように，マレーシアでもこの病院グループはパンタイ病院グループを所有している。
　同じようにホテルのようにきれいな病院として，シンガポールの医師が中心になって作ったファーラー病院がある。この病院も富裕層向けで，医療ツーリズムを行っている（**写真1-2**）。

バンコク病院グループとは

　バンコク病院グループ（BDMS）は株式会社として，1991年10月2日にタイの証券取引所に上場しており，バンコク，パタヤ，プーケット，チェンマイ，サムイ，海外ではカンボジアに病院を所有している。1969年にわずか1病院で始まったBDMSは，2015年には約1800億円（1ドル100円で換算）の売上，時価総額9300億円の企業に成長した。
　BDMSはM&Aで成長しており，Bangkok Hospital, Samitivej Hospital, BNH Hospital, Phyathai Hospital, Paolo Hospital and the Royal Hospitalグループを傘下に置く。
　基幹病院は，343床のバンコクホスピタルである。この病院は1972年に設立され，16階建てのグループの基幹病院である。バンコク国民の3％の富裕層と海外企業の駐在員や旅行者，安くて質の高い医療を受けるために

バンコクを訪れる患者をターゲットにしている。バンコク内での競争はもちろんのこと，海外でも顧客獲得の競争をしているといえる。

　バンコクホスピタルでは，従来からタイ及びその近隣国に駐在する外国人を対象とした医療サービスを行ってきたが，タイをアジアの健康リゾートの中心とする政府の政策にも呼応する形で，外国人対象のサービスを抜本的に拡充すべく，バンコク国際病院のほか，米国で世界的な心臓外科の権威として活躍していたタイ人を招いてバンコク心臓病院を開設するなど，施設・陣容の拡大を進めている。

　アジアにおいては，外国人の医療ニーズは，特に中東のイスラム教徒を中心に大幅に増加している。これは2001年9月11日に発生した同時多発テロにより，米国への入国が困難あるいは米国に滞在するための障害が増大した中東のイスラム教徒が，代替地としてタイに多数来訪し始めたことが大きく影響している。

　タイは宗教的に寛容な国であり，従来からイスラム教徒も3％程度いて，食・生活習慣面でも対応が容易である。この傾向は同じバンコクにあるライバル病院であるバムルンラート病院のほうが顕著であったが，この病院でも，1回当たりの医療にかけるお金が違うために，徐々に中東からの患者のウエイトが増えている。

　日本人対応に関しては，日本への留学経験がある医師がタイで最も多数揃っているし，日本人でタイの医師免許を取得した医師も勤務している。

　同じようなバンコク病院グループの基幹病院としては，サミティヴェート病院がある（**写真1-3**）。現在，この病院はM&AによってBDMSに所属しているが，そもそもの病院グループとしては3病院であった。住んでいる日本人が多いエリアにあるために，日本人への対応が充実していることで知られる。

　サミティヴェート病院には，月に1万人の日本人が外来で訪れる。約5％が他国からの日本人で，日本人の6割は日本語の通訳を通している。日本人患者は30歳から50歳代が大半で，ロングステイで来るような60代以上は5％程度しかいない。最近ではミャンマーで病院を作ったために同国からの患者が増えており，ミャンマー人専用のカウンターを作った（**写真1-4**）。

　ベッド数は270，ICUは30床，平均在院日数は3.2日，病床占有率は70％が損益分岐点で，患者数はそれ以上である。遺伝子検査も予防に取り入れているという。ベッド数が少ないのは，富裕層に特化しているからである。日本人の検診は大体1人2万円である。ICUに入院した場合は1日5万円と

1章　現状の分析と理論

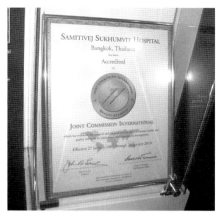

写真1-3　サミティヴェート病院のJCI認定証

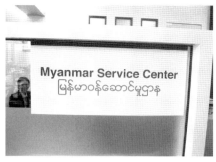

写真1-4　ミャンマー人専用のカウンター

か6万円が請求される。

　日本では，こういった営利的な動きはまったくみられない。それはどうしてであろうか？

医療をマーケットとしてとらえる是非

　「命は地球より重い」とか，医療に営利的な考え，わかりやすくいえば金儲け的な考え方はなじまないという考え方は，もちろん「そのとおりである」が，「そのとおりであった」と言い換えたほうがいいかもしれない。

　医療産業を考えるにあたって，この問いは非常に重要なので，順番に考えていこう。

　大きくいって，医療分野は病院や診療所などの医療サービスを提供する分野と，病院や診療所に対して，医療機器や薬剤を提供したり，場合によっては医師や看護師といった医療関係の人材を紹介する，医療をサポートする分野に分かれる。医療機器や製薬会社，薬局など医療サービスの周辺を含めて世界を見渡してみれば，医療分野をマーケットとしてとらえ，そこに参入しようという通常の企業としての考えをもっている場合のほうが多い。

　このように分けて考えてみるとより明らかになるが，病院や診療所に薬剤を提供する製薬会社は株式会社であるし，医療機器の会社も株式会社である。つまり，通常の企業であり，取引相手が病院や診療所などの日本では非営利とされる医療機関であるというに過ぎない。彼らが営利企業であることを否定する人はいないであろう。

17

気をつけなければならないのは，病気という問題を抱えた患者に直接接する医療機関の立場である。述べてきたアジアとは異なり，日本はいうにおよばず，欧州でも，医療保険をはじめとする社会保障制度が充実しており，医療機関，なかでも病院は大半が株式会社立ではなく，州立や国立，独立行政法人が経営主体である公的な病院が多い。診療所も，個人所有などプライベートではあるが，株式会社は少ない。

つまり，医療機関というプロと製薬会社というプロの取引は，営利的であっても，患者という弱者に対しては営利的な考え方が前面に出るべきではないという考え方が，日本や欧州では主流である。

情報の非対称という理論

この考え方の根拠は，簡単には「情報の非対称性」という経済学の理論で説明される。情報の非対称性とは，ある財の需要側と供給側との間に，保有する情報の質や量に差異がある状態のことである。わかりやすくいえば，あるモノやサービスを買いたい側と売りたい側に知識や情報量に差がある状態である。

多かれ少なかれ，どのような財でも需要側と供給側との間に情報の差はある。100％その製品やサービスを理解してから購入することはないはずだ。

何が問題なのかというと，通常，強者は売りたい側で弱者は買いたい側なので，買いたい側がだまされてしまうことがある点である。身近な例では，教師と生徒，マンションなどの不動産の販売が当てはまるが，医療者と患者の間でも同じことになる。

もちろん，多くの医療者は患者をだまそうとしているわけではない。しかし，最近の医療バッシングの週刊誌の特集が売れに売れていることからもわかるように，患者側は医療者側を完全に信用しているわけではないようだ。

その場合にどうするか。1つはサービスやモノの提供者の資格を認定することである。医療の場合であれば，医師や薬剤師，看護師といった国家資格をもつ人しか医療を提供できないようにするということになる。不動産も同じように，宅地建物取引主任者が取引の公平性を担保するとされる。

もう1つは，弱者がぼったくりにあわないように，提供するサービスの値段を決めることである。不動産取引の場合には，手数料は最大で取引の3％プラス3万円と決まっている。もちろん，多くの人が一生に1回しか買わない不動産と異なり，医療サービスの場合には，国の介入の度合いが大きくなるのは言うまでもなく，ほとんどの先進国で，国民皆保険制度（必

ずしも財源が保険とは限らなくても）が作られ，提供される医療サービス
自体の公定価格が設定されている。

市場としての医療が出現した理由

では，なぜアジアなどの新興国では，株式会社の病院が猛威を振るって
いるのであろうか。言い換えれば，公定価格でない医療が大きなウエイト
を占めているのであろうか。

その分析に入る前に，医療分野では「営利的」とされる米国の様子をみて
みよう。

米国の医療は，日本の医療者の中で評価が真っ二つに分かれる。

最先端医療の修行，研究に行く場合には米国に留学するのが大半である。
つまり，米国医療は高く評価されている。実際に，神の手（God Hand）と
いわれる医師の大半は，米国で修業したり，日本人であっても米国の大学
教授であったり米国の病院に籍があったりする。

一方，米国には国民皆保険制度がない。実際，「命も金次第」の側面は
あって，医療保険に入っていない国民が，日本であれば10万円以下の自己
負担で解決する盲腸炎の手術を緊急で行ったために，自己破産に追い込ま
れたりする例もある。筆者も，つねづね米国では病気になったりけがをし
たくないと思っている。

要するに，国民皆保険制度のような国の制度がない場合，言い換えれば
国が介入しないと，医療は市場で取引されることになる。極端にいえば，
「命も金次第」になるのである。そして，市場取引を重視したほうが，最先
端の薬剤や医療技術が生まれやすいことになる。

ここで，米国医療への評価が2つに分かれる理由がわかった。平等，つ
まり社会保障としての医療を重視する立場の人々，代表例は医師会である
が，彼らは米国医療を評価しない。しかし，最先端技術に関係する人，代
表例は大学の研究者や大病院の医師であるが，彼らは米国医療の優れた点
は優れているとして認めている。

一方，アジアでは金銭的な制約から，国民皆保険制度が未熟であったり
成立していない。つまり，国民皆保険がない米国と同じ状況であるといえ
よう。また，医療分野には今後の産業としての「伸びしろ」がある。それが，
アジアに医療市場が出現した理由なのである。

経済学としての医療分野の位置づけ

少し堅苦しいが，経済学的には医療分野は，通常の財として取引が行わ

れる私的財であるとされる。もちろん，「命の価値は地球より重い」ので医療がそもそも私的財であるべきではない，という立場もあるし，医師でもある筆者もその立場を否定するものではない。しかし，ここでは世界で起きていることを分析するというアカデミアの立場で考えていきたい。

　世の中の多くの財は，通常は市場で取引される。言い換えれば，需要と供給のバランスで対価が決まる私的財である。しかしながら，医療サービスのように，現実の経済では，財の消費にあたって直接対価の受払いがなされず（あるいは一部で），したがって市場機構を完全に経由せずに需要・供給がなされている場合がかなり多くみられる。医療の場合も，医療費がまったくかからなかった1973年から1982年の70歳以上の高齢者などは，100％この状態であったといえよう。

　このような財の場合には，私的財のもつ性質である排除性，競合性がなくなる。ここでいう競合性とは，多くの人が同時にその財を使用できないこと，排除性とは，その財の使用対価によってその消費から排除できることをいう。逆に，非排除性とはその財の使用に対価を支払わない人も，その消費から排除されないか，あるいは排除には膨大な費用がかかる場合をいう。このような性質をもつ財を公共財という。公共という定義は，経済学独特なもので，一般にいう「公共」や「公共的」とは異なる用語の使い方であることに注意が必要である。

　例を挙げると，競合性とは，混雑するがゆえにある財を一度に使用できないことをいうので，満員の通勤電車などがそうであるし，排除性とは，公共のものである公園に門を付けて，お金をとることにした場合を想像するとよくわかる。

　さて，ここで公共財とはどんなものかを具体的に確認してみよう。

　経済学でよく例に出されるのは灯台である。確かに，灯台の機能である通行者に光で道を示すというものは，お金を取っていないから道を示さないことはできないし，常識的にいって，混雑のために灯台の明かりが見えないということもない。

　灯台はわれわれの暮らしにあまり関係ないのではないかという方々には，ダムや国防といった例を思い浮かべてほしい。これからわかるように，純粋な公共財というものは，さほど数が多いものではない。しかしながら，一部公共財の要素をもつ財，あるいはルールによって公共財になっているものは多い。日本の医療はこれにあたる。すなわち公的な医療保険によって，価格による排除性をなくし，医学部を多く作り，多くの医師を輩出し，競合性をなくそうとしたのである。これはなぜであろうか。

ところで，公共財はたとえ市場で供給したとしても，最適量を達成できない。それは価格がつかないからである。2001年にノーベル経済学賞を受賞したスティグリッツによれば，個人の私的選好に反映された価値に取って代わる社会的価値があり，政府が市民にそのような価値観を強制する権利と義務がある。そのような財を価値財という。すなわち，日本や欧州の医療は価値財であり，米国の医療は価値財ではない。同じように日本の高名な経済学者である宇沢弘文は，「社会的共通資本」という概念で，医療は社会の共通の財産として，社会的な基準に従って管理されなければならないと主張している。

このように考えてくると，価値財という国民の総意あるいは国としての考え方を導入することができない場合，具体的には米国のように国民皆保険制度をもたない国では，医療は市場で取引される。つまり，医療分野はマーケットになるということになる。

では，なぜ医療分野で国民皆保険制度がない国，あるいは制度があっても有名無実の国があるのであろうか。

理由は大きくいって2つある。1つは，米国が先進国の中では特殊な例として存在するが，生き死にも個人の選択であって，国が介入するべきではないという考え方があるためである。

これは，米国に国民皆保険を導入しようとしたオバマ前大統領によるオバマケアへの批判をみればよくわかる。日本では当然のこととして受け入れられている国民皆保険制度を創設するために，州によっては違憲であるといった議論まで出る状況である。

ただし，これは特殊な例である。先進国では，また新興国であっても国民皆保険制度を導入したいという国は多い。実際，アジアの国でも，まず韓国が1989年，台湾が1995年から，また，タイが30バーツ制度を2001年に，中国が2013年に都市従業員基本医療保険加入者2.7億人，都市住民基本医療保険加入者2.96億人，新型農村合作医療加入者8.02億人と，国民皆保険制度を構築したというし，インドネシアは2014年に開始し，2019年に完成させるという。

このように，国民皆保険の導入は世界の潮流になっている。

なお，医療制度の理想的な状況を，専門的にはユニバーサルヘルスカバレッジという。WHO（World Health Organization：世界保健機構）によるユニバーサルカバレッジの定義は，「すべての人が適切な予防，治療，リハビリなどの保健医療サービスを，必要なときに支払い可能な費用で受けられる状態」をいうので，「国民皆保険制度の導入＝ユニバーサルヘルスカバ

レッジ」ではない。

お金がないと医療を提供できない

　もう1つの理由は，お金がないと医療を提供する病院を作ることができないし，国民の医療需要を満たすような国民皆保険制度を導入することはできないからである。もっといえば，医師や看護師，薬剤師のような教育レベルが高い医療人材がいないと，よい医療サービスを提供することができないということになる。

　歴史をたどってみれば，日本では，国が豊かになる過程で，病院や診療所が量と質ともに充実した。しかし，新興国では病院が足りないし，病院を増やすお金もない。仮に病院数の帳尻合わせができたとしても，最先端の薬剤や医療機器を導入することはできない。それを使いこなす優秀な医療者もいない状況である。

　国民皆保険制度を考えても同じである。国民皆保険制度の導入によって，国民がプライマリケアといわれる簡単な医療を受けることができるようになっても，高度な医療を受けるお金がなければ，国民の医療需要を満たしたとはいえない。

　さらに話がややこしいことに，新興国では，経済のグローバル化に伴い，医療需要がその国の経済成長よりも早く顕在化した。かつて不老長寿が中国の皇帝の夢であったように，新興国に新しく生まれた富裕層は高度な医療を望むのである。

新興国では株式会社病院も必要

　新興国で急速に発展している株式会社病院は2つの理由で生まれた。1つは，まさに述べたように，新興国の富裕層が高度な医療を求めたこと，そしてもう1つはその病院を作る資金が不足しているために株式による資金調達を行ったことである。

　ちなみに，日本で医療機関が増加した時期は高度成長の最中であり，間接資金，つまり銀行からの資金調達でこれを行った（**図1-4**）。

　実は，派生的には医療人材の確保にも株式会社病院は役に立っている。アジア新興国の医学部では，医学（の教科書）を英語で学ぶことが多く，卒業後の医師は英語圏に留学したりそこで研修を受けたりすることが多い。そのような医師はなかなか本国に戻らない。その理由は，本国の病院の医療技術の低さであったり，待遇の悪さであったりする。

　株式会社病院では事情が異なる。富裕層を対象に高度な医療を提供する

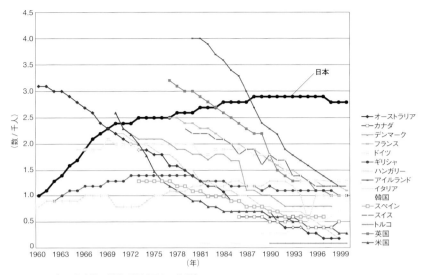

図1-4　日本の病床数の推移（諸外国との比較）
資料：OECD Health Data 2002（1999年以前のデータ）
　　　OECD Health Data 2007（2000年以降のデータ）

病院なので，利益率も高い。したがって，高度な機器が導入され待遇も悪くはない。そのため，先進国から医師が本国に戻ってくるのも株式会社病院であったりするのである。

このような議論をすると，日本の医師はそんな行動をしない，という批判もありえよう。しかし，日本の医師も，おそらく以前とは異なり，きわめて現実的な行動をとるようになってきている，と考えた方がよさそうである。筆者は，参考文献に挙げたような，不動産や株式投資に関する匿名の医師による書籍が医師の間でベストセラーになったり，「医師は労働者」という考え方が定着して来ていることからも裏づけられると考えている。

医療ツーリズムは必要悪

医師や看護師などの専門職が国境を越えて動いた。それに遅れて，患者も国境を越えて動き出した。それが，医療ツーリズムといわれる現象である。なぜ，医療ツーリズムが起こったのかを考えてみよう。さらに，日本から海外への医療ツーリズムはあまり数が多くないのかについても考えてみたい。

グローバル化の視点でいえば，「もの」や「お金」に比して，最も起きにくい人の流動化の話である。なかでも，さらに流動化が起きにくい患者の場

合のグローバル化がどうかということである。

　簡単にいえば，医療ツーリズムとは，患者が海外旅行先の病院で治療を受けることを指す。観光と医療サービスがセットで販売されることもある。人間ドック，日本での医療保険適応外の美容整形，視力矯正手術などの医療サービスを提供することも含める場合もある。なお，医療サービスだけでなく，スパやエステといった健康サービスも含まれる場合は，「ヘルス・ツーリズム」と呼ぶようにしたい。

　医療経済学の視点では，医療の質のマクロ指標には「コスト」「アクセス」「質」があり，そのうち2つまではどれでも選ぶことができるが，3つすべてをよいほうに満たすことはできない。このバランスの崩れで医療ツーリズムは起きる。

　「アクセス」とは，医療機関へのかかりやすさをあらわしている。たとえば，低い「コスト」と，よい「アクセス」を選択すれば，「質」がどうしても落ちてしまう。もちろん，この3つはお互いに多少オーバーラップしてしまう。特に「アクセス」は，お金で制限をかけることができるので，「金銭によるアクセス」と，フリーアクセス，すなわち自由にどのような医療機関を選んでもいいという「物理的なアクセス」の2種類に分けよう。

　また，「コスト」も患者側の医療機関受診時の「自己負担のコスト」と「税や保険料からのコスト」があるが，ここではあくまでも患者あるいは利用者の視点に立って，「コスト」という場合には，特に断らないかぎり，前者の「自己負担のコスト」を指すことにする。「質」についても，受けられる医療のレベルくらいの理解にとどめておこう。

　医療ツーリズムは，主に前述した3つのどれかが欠けているため，それを補うことから起きる。すなわち3つの理由がある。

　まず，「よい医療の質を求めて」である。よい医療を求めて，他国であろうと移動する。これは医療ツーリズムの本質ともいえるであろう。

　ついで，「低コストを求めて」である。医療費を比較してみれば，米国のように医療を受けるためのコストが高い国がある。医療費を節約できるため，実際に米国では，タイやインド，シンガポールといった国へ，場合によっては交通費を支援してでも，医療を受けに行かせる保険会社もある。

　最後に，「物理的なアクセスを求めて」である。ここではさらに物理的アクセスの良悪については2つの要素があることに注意が必要である。

　英国にみられるように，たとえばがんなどの致死的な疾患に罹患しても，待ち時間が「月」単位となる場合がある。時間によるアクセス制限といってもいいであろう。もう1つが，遠距離を移動しなければ求める医療を受け

ることができないという，距離によるアクセス制限である。

アクセスを求める医療ツーリズムは，よい質や低いコスト，時間による物理的アクセス制限打破への要求が，距離によるアクセス制限を上回ったときに起きる。たとえば，英国からインドへの医療ツーリズムは，距離によるアクセス制限よりも時間によるアクセス制限のほうが重要性が低い，あるいは打ち破ることが容易なのである。

このように，原因がわかったにせよ，コアの医療ツーリズム，すなわち重度疾患の人が国境を越えて，他国で医療を受ける現象はきわめて奇異なことである。医療を産業として考えることが本書の主要テーマなので，後ほど詳しく述べていくが，実際に，重度の病気のため飛行機に乗ることができなかったりするために，医療ツーリズムを行うことができなかったりすることもある。

その奇異な現象が一大産業として動き出したところに，新興国において，いかに医療需要が大きくなってきており，それが満たされていないのかが見て取れる。

医療ツーリズムの先には，現地での医療レベルの向上がある。そして，それを現地のみの力で行うのか，海外の力を借りて行うのかの選択肢がある。通常は海外の力も借りたいということになるので，そこに，人道的な支援やアウトバウンドといわれる医療輸出のニーズが生まれてくるのである。

薬剤の価格

ここで，少し専門的であるが，重要なことなので，薬剤の価格について考えてみたい。昨今の医療バッシングが薬剤に対してのものが多いのも，医療サービス自体の評価が難しく，「もの」である薬剤のほうが評価がしやすいことを裏づける。消滅してしまう医療サービスや，通常1回しか経験しない手術に比べれば，薬剤は形があり，定期的に服用するものなので評価しやすいのである。

政策的な視点からすると，薬剤においては医療サービスよりも，情報の非対称性が少ないことになる。薬剤を保険制度や医療技術の評価から切り離したり，別の評価方法にしている国が多いのはそのためである。

オプジーボという抗がん剤の値段が，1年間約3500万円と非常に高額であったために，この薬剤が使われる範囲が広がることで，国民皆保険の崩壊につながるという議論が盛んであったり（現在，薬価は半減している）するように，高度な薬剤は値段も高額なので，そもそもお金のない国では保険になじまないという考え方をしている場合もある。言い方を変えれば，

> Ⓐ **医療サービス提供者**
> ①医療者(医師，看護師，薬剤師，コメディカル，医療事務)
> ②医療機関(病院，診療所，薬局)
> ③薬剤や医療機器，医療材料
>
> Ⓑ **医療ファイナンス側**
> 医療保険制度

図1-5　分析対象

医療職の人件費はその国の水準に合わせて低くなるが，グローバル化している薬剤などの価格は，多少の差はあるにしても，国によってはとても保険制度に組み入れることができない価格である場合も多いのである。

1節のまとめ

　新興国において，急速に拡大している医療マーケットにおいては，通常のビジネスとして参入する余地が十分にありそうである。また，国内市場の増加に伴い，雇用の受け皿としても欠かせない。

　今後，医療を産業として分析していくときに，図1-5に示すように，医療者と医療機関，薬剤や医療機器の3つを医療需要を満たすための医療サービス提供側として，医療保険制度を医療需要を満たすためのファイナンス側として考える，つまり4つの要素があるということを念頭に置いて考えてほしい。

　次節では，新興国とは異なる問題点を抱える先進国の代表としての日本について触れてみたい。

2　急務になる高齢化対応と医療者の増加

　日本をはじめとする先進国では高齢化問題が大きくなっている。また，アジアの新興国にも高齢化問題は迫ってきている。今までの医療マーケットの拡大や変化には，大きくいって2つの理由がある。1つは食生活の変化，もう1つは高齢化である。

日本の高齢化の現状

　総人口に占める65歳以上の人の割合が21％を超えると超高齢社会とな

る。日本は2010年に超高齢社会に突入した。

日本の高齢化率をみていくと，1950年では4.9%であったが，1970年に7%を超え高齢化社会になった。また，1994年に高齢化率が14%を超え高齢社会になり，2010年には22.5%となり，国連が定義する「超高齢社会」になっている。この高齢化のスピードは世界一である。

「平成23年版　高齢社会白書」によれば，65歳以上の高齢者人口が2958万人となり，男性の高齢者は男性人口の20.3%である。すなわち，男性の5人に1人が高齢者ということになる。女性の高齢者は女性人口の25.8%，女性の4人に1人となっている。総人口に対する高齢者の割合も23.1%となった。

総人口も減少を始めている。2008年12月の1億2809万94人を境に，超高齢社会と同時に人口減少社会に突入するのである。

平成27年国勢調査の人口速報集計結果によれば，日本の人口は，1920年の国勢調査開始以来，初めての減少となった。人口は5年前と比較し94万7000人減少（0.7%減）し，1億2711万人となった。男女別にみると，男性は6182万9000人，女性は6528万1000人となり，女性が男性より345万2000人多い。なお，世界における日本の人口は10位である。世界の人口上位20か国でみると，2010年〜2015年で人口増減率がマイナスだったのは日本のみであった。

日本での食生活の変化と疾病構造の変化

日本においては，食生活の欧米化が糖尿病など生活習慣病の増加を引き起こした。1958年に発売されたインスタントラーメンは，1966年には売上が30億食になり，1億人の国民が10日に1回くらい食べていた計算になる。その一方で，コメの消費量が減り，肉の消費量が増えた。

糖尿病は，インシュリンの絶対的あるいは相対的な不足からなる病気だが，日本人を含むアジア人は，そもそも欧米人と比べてインシュリンの分泌量が少ない。そこに食生活が欧米化し，インシュリンの必要量が増したので，当然糖尿病の患者が急激に増加した。

つまり，生活の変化と科学の進歩は長寿を生んだが，そのほかにも多くの変化をもたらしたのである。1960年代以降の医療の変化のうち，最も大きな変化は，疾病構造の変化である。すなわち，旧来は結核や肺炎などの感染症をはじめとする急性疾患が中心であったが，医療技術や生活水準の向上に伴ってそれらは減少し，かわりに糖尿病などの慢性の疾患，生活習慣病が増加したのである。厚生労働省によると，生活習慣病とは一般的に糖尿病，脳卒中，高血圧，心臓病，脂質異常症，肥満の6つで，広義では，

高尿酸血症に，脂肪肝，胃潰瘍，歯周病なども含まれる。また，同省の2010年までの報告によると，日本人の3大死因は1位「がん」，2位「心疾患」，3位「脳血管疾患」だが，これらすべてが生活習慣病に深く関わっているといわれている。

しかし，2011年からは，1952年以降は5位以下，1975年からは4位となっていた肺炎が3位にかわっている。高齢者が増え，克服されたと考えられていた肺炎が，高齢者の免疫機能の低下や，うまくものを呑み込めないための誤飲により，再び重要な疾患に返り咲いたのである。

近年では認知症も生活習慣から来る生活習慣病だという指摘もあり，生活習慣を改善する主治医機能の対象疾患になっている。

さらに人口の高齢化は医療費の増加を招く。65歳以上の高齢者の医療費は約18兆円，医療費全体の52％となっているし，また，3人に1人ががんで死亡するといったように，疾病構造の変化が起きている。

感染症に故意にかかる人はいないし，もし罹患したら一刻も早く治したいと考えるであろう。しかし，すぐに死に至るわけではない生活習慣病では，本人が努力を行わずに薬剤だけを入手するといった行動，薬剤を処方されても正しく服用しないといった効率性を無視した側面が生まれた。さらに，社会保険制度の普及によって，自己負担を気にせずに受療行動が行われるようになったために，医療の過剰消費が起きる可能性が高まった。一方，日本人は疾病予防といった行動にはあまり積極的ではなかった。

医療費の分析

このような状況のもとでは，医療費は間違いなく増える。

医療の相対的な指標が，対GDP比の医療費になる（**図1-6**）。医療サービスは国内で消費されるので，GNPよりGDP比のほうが，国内の指標なので意味がある。

厳密には，この図の国民医療費に含まれる医療の範囲は，国ごとに多少異なる。最近のOECD（経済協力開発機構）の統計では，基準の変更，すなわち日本では介護保険の範囲内として医療費に加えられていなかった部分が加えられたために，2014年のOECD35か国中のランクが3位になった。比率でみれば10.2％から11.2％への上昇になる。しかし，高額な薬剤の使用量が減少したり薬価が削減されたために，2016年では世界6位になっている。

ただし，国民1人当たりの医療費は旧基準の2014年ではOECD加盟35か国中14位，新基準では1つランクを落として15位となっている（**図1-7**）。

1章 現状の分析と理論

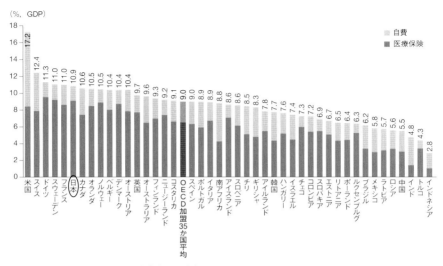

図1-6　GDP比から見た国民医療費（2016年）
出典：OECD Health Statistics 2017, WHO Global Health Expenditure Database.

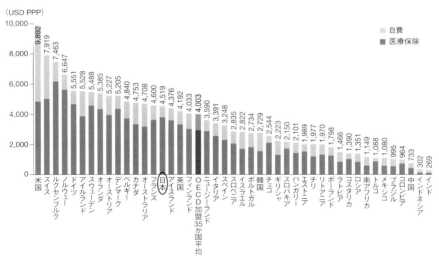

図1-7　国民1人当たりの医療費（2016年）
出典：OECD Health Statistics 2017, WHO Global Health Expenditure Database.

1人当たり医療費

　高齢者が多い国では，医療費が高くなることが想像される。

　次に1人ひとりが使う医療費を詳しくみてみたい。2014年度では，人口1人当たり医療費は32万1100円（前年比6400円，2.0％の増加）である。65歳未満は17万9600円，65歳以上は72万4400円となっている。こちらはさほど高額ではなく，増加はしているものの2014年度では，世界15位であった。

　国全体のマクロの話ではなくミクロの視点なので，われわれ個人にとっては，対GDP比の医療費よりもこちらのほうが重要ともいえる。しかし，これは物価の問題などが関連するので（経済力があるところは物価が高い），対GDP比の医療費に比して国ごとを単純に比較することはできない。

　ここでも米国が1位であることに変わりはないが，日本はトップ10に入らない。ここで，この年間32万円というものが，費用あるいは負担なのかどうかということを考えてみる必要がある。

　経済学では，お金を払って何かを購入する行為は，プラスの効用があると考える。たとえば，お金を払ってブランド品を買ったりすれば嬉しいわけで，消費者の効用が増加すると考える。健康を維持するためのお金や，病気を治して健康になるためのお金に対しての見方はいろいろありえるのではないか。

　現在では健康状態を保つことが，いわば空気を買うように当たり前のことと認識されている。しかし，水はどうか？少し前まではお金を出して水を買うなどという行動をする人はいなかった。しかし，現在，多くの日本人が当たり前のように水を買っている。

　このように考え方が変化してくると，年間32万円も（自己負担としてはわずかで）医療費を使えることは，幸せなのかもしれない。逆にいえば，1人当たりでもっと使うことが国民の幸せにつながるという可能性もある（すべてを保険料や税金でまかなうかどうかは別にして）。

医療費増加の原因

　なぜ医療費は高くなるのだろうか。主たる原因は，すでに述べた人口の高齢化であるが，近年重視されているのが技術進歩である。それ以外にも多くの原因が指摘されている。医療を産業として考える場合には，医療費の構造分析はきわめて重要なので，詳しくみてみたい。

　なお，医療費の増加は，①医療需要の増加，②技術進歩による増加，③技術の普及などによる増加，の3つの要因に分けられる。

● 医療費増加の原因①：高齢者の増加

高齢化は，上記①の医療需要の増加に効いてくる。日本は高齢化の速度が世界一であり，かつ世界一の高齢国であるので問題になっている。医療費を相対的に若者の3倍とか5倍使う高齢者の増加による部分が大きい。簡単にいえば，高齢者は若者よりも医療費がかかるので，高齢者が多いと医療費が高くなるということになる。

● 医療費増加の原因②：技術の進歩

技術の進歩は費用に跳ね返ってくる。医療技術の進歩は必ずしも医療の効率の向上につながらず，ひいては医療費の減少に貢献しにくい要素が多い。医療の新技術はそれまで不可能であったことを可能にするので，一般にはそれだけ医療費は増加することになるというのが，医療技術の進歩を原因の大きなものとして考える理由である。

米国の経済学者のニューハウスはこれまでいわれてきた医療費高騰の要因を検討した後，次の3つの理由から，米国での医療費の上昇は医療技術の進歩によるのではないかと推定している。

① 入院日数や訪問日数は1960年代とほぼ同じなのに，医療の原価が高い。
② HMO（Health Maintenance Organization＊：マネジドケア＊＊による管理医療組織）と出来高払いの費用の上昇率はほぼ同様である。
③ 各国の数値ではなく実質化した医療費で国際的に比較してみると，米国の医療費の上昇率は決して高いわけではない。

なお，国際的には医療技術とは「医療分野で用いられる医薬品，医療用具と内科的，外科的手技，及び医療が提供される組織的，支持的システム」と定義している。ただし，この分類は実際的ではないので，①医薬品，②医療用具，医療機器，③手術や医師が行う検査・処置などの手技に分類することが多い。

医療サービスの消費者の側に立ってみると，医療については，「こんなこともできるようになったんだ」という喜びとか驚きが先に立つが，その裏には膨大な技術集積が隠されていることを忘れてはならない。さらにいえば，その技術を発見した企業の収益にもなっている。

実は，ここが医療を産業として考える場合に非常に重要な点なのであるが，医療技術は医療費を押し上げるものばかりではない。

ルイス・トマスの「医療技術の3段階発展論」では，医療技術ないし医療サービスは，次の3段階を辿って進化するとされる（**図1-8**）。

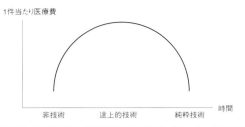

図1-8　医療技術の発展段階と医療費（ルイス・トマスのモデル）

①非技術（nontechnology）：科学・技術という性格が相対的に薄い，看護・介護・励ましといった支援的ケアのレベル
②途上的技術（halfway technology）：疾病の発生機序は解明されていないが，対処療法的に行われる治療，延命のための技術
③純粋技術（genuine technology）：疾病の発生機序の解明に立ったうえで，それを根治する技術

　このプロセスで，医療費は「非技術」から「途上的技術」に移行するときに一度大きく増加し，高額化する。なぜなら，「非技術」とは比較にならないほどの集中的な資源の投入を「途上的技術」が必要とするからである。さらに研究開発が進んで「純粋技術」の段階に達すると，疾病の発生メカニズムが解明されて，それに対応する効果的な治療法も開発される。その結果，予防や治癒が容易になされるようになるため，治療に投入すべきコストはむしろ減少する。
　もちろん反対の見方もある。つまり，最先端の技術の開発が必ずしも費用の低下あるいは効果的な治療にあまり役に立たないのではないかという考え方である。確かに生活習慣病のように，1つの薬剤がそれほど高価でなくても患者数が多いために売上規模が大きくなる薬剤もあれば，近年の抗がん剤やリウマチ関係の薬剤のように，薬剤の値段が高く患者数が少ないために薬剤の値段が高くなり効果はあるもののあまり効率的な利用ができないという薬剤もある。これは後で述べる費用効果分析の必要性を示唆することになる。
　このような先進技術が単に患者を生きながらえさせるだけで，病気の改善に役立っていないことが多いという批判もある。したがって，今後はQOLの改善という視点を重視することが重要になると思われる。

● 医療費増加の原因③：医療技術の普及

　技術の進歩だけではなく，その普及も医療費高騰の大きな独立した要因であり，技術の進歩と別に議論すべき重要な要素である。医療に「平等」の原則があるとすれば，優れた新しい技術が開発された場合には，その技術は理論的にはすべての人に可及的速やかに適用しなければならないことになる。

　ユニバーサルヘルスカバレッジの議論を持ち出すまでもなく，「誰でも，いつでも，どこでも最高の医療が受けられる」のが理想だといわれているが，医療における平等が医療サービスへのアクセスの平等のみならず，サービスの利用の平等，さらに健康の平等までを意味するならば，「人々が望みさえすれば…その機会が得られるであろう」ということにとどまらず，結果が保証されなければならないことになる。したがって，技術の普及は重要である。

　医療資源の観点からすると，技術の普及は医療費を増加させる要因の1つである。すなわち，実質化された薬は高度先進技術であるが，医療技術の中で最も普及しやすい治療技術である。また，薬は治療にかかわるので，検査などと違って最もよいものが開発されればそれを使わざるを得ない。薬は，入手や処方が容易なのである。

　新しい診断法となると薬ほど急速には普及しない。診断技術を習得するのには時間がかかるし投資が必要である。新しい手術法は，それらに比べてさらに普及は遅れる。新しい手術法を身につけるためには教育研究機関での，場合によっては長期の修練が必要である。

● 医療費増加の原因④：医師（医療者）誘発需要

　医師誘発需要という言葉がある。簡単にいえば，供給者である医師が，需要者である患者の意思とは無関係にサービスを提供してしまうことである。これは医師が無理やり患者が嫌がる検査をしているわけではない。

　これは現在の日本の医療が，保険者による「出来高払い」になっていることと関係がある。この出来高払いというものは，医者にとって天国，患者にとってもかなり天国，保険者にとっては地獄というシステムであるといえる。まず医者は医学的に必要だという判断で，何か医療行為をすると全部お金が支払ってもらえる。患者側にしても，医者がそういうふうにやってくれるなら，過剰な診療をされる恐れはあるけれど，病気を治したいということを前提にすれば，過剰と過少であれば過剰のほうがいい。副作用が起きるとか，痛いとかの症状があれば別だが，何もなければ濃厚治療の

ほうが安心なので，患者にとっては効用が高いことになる。

　この関係性から生まれてくるのが医師誘発需要である。医師による誘発需要を生む可能性があるものには，「出来高払い」以外に「情報の非対称」がある。すなわち，患者と医師の間にある情報知識の格差，いわゆる情報の非対称があるので，患者はなかなか医師誘発需要を抑止できないといわれる。繰り返しになるが，よくわからなければ，少し大目（つまり安心）なほうがいいというインセンティブが患者には働くからだ。

　医療費を削減するという目的を達成するには，医師誘発需要をコントロールするために，患者に理解できる医療内容や診療実績の開示や医師・医療機関の能力に関する情報の公開が考えられている。

　医師の増加は新たな医療供給を生み出すのかどうかについても多くの研究がある。

　2016年に医療経済研究機構が行った研究では，1人当たり国保医療費の増加要因変数のなかでは，医師数が最も影響が大きいことがわかったという。

　確かに，筆者ら医師が実際に診察をしているときにどこまでを医師誘発需要と考えるかは難しいし，影響は間違いなく存在すると思われるが，それが厳しく糾弾されるほど大きいものなのかについては，厳密な議論が必要であろう。この議論は，極論すれば，なぜ処方が新薬にシフトするのかといった議論にまで広げることも不可能ではない。

　Eastaughは，「米国における医療費の高騰は，その初期には生活水準の向上と健康保険の普及が需要を増やしたため（demand-pull）であり，その後，医療施設の利益が増加し，それが資本投入され医療費高騰をもたらした（supply-push）。また，経営者は投資計画が見通しとして合理的ならばそのような意思決定をするから，医療は比較的安易に投資が行われ，その投資された施設の維持が収入の目標になっている可能性がある」としている。特に，ハード偏重で，患者も高度な医療機器による検査を望む環境下にある日本でも，CTやMRIなどの高度医療機器の使用の場合に観察されるのではないだろうか。

● 医療費増加の原因 ⑤：競争の少ない市場

　医療に競争があるかどうかを見る場合に，医療供給がどうなっているのかを考える。すなわち，日本では医師の供給が制限され，さらに医療計画のもとで，病床数の増加に制限がかけられているのである。

　さらに，医師をはじめとする医療専門職の参入は免許によって規制され

ている。免許制度は供給を規制するので，自由競争のもとでは医療サービスの費用が上昇するはずだ。医師の教育費用はコストである。したがって，リターンがコストを上回らないと参入することはできない。つまり，医師にならないはずだ。

医学教育の費用はほかのどの専門職よりも高い。しかしながら，医師になるためのコストである学費は，国立大学の場合には，他学部と同じか少し高いだけなのに，医学教育への補助金が高く，かつ卒後の医師の収入が高いという問題点が指摘しうる。

● 医療費増加の原因⑥：予防医療が不十分

消費者や患者にとって，予防や健康増進などがあまり意識されないことは問題である。予防や健康増進は保険原理にマッチしない部分があるが，言うまでもなく医療が社会保障であるという視点では欠くことができない。また，短期的には医療費を増加させるが，長期的には心筋梗塞やがんといった重大なイベントを減らし，医療費を抑制する可能性も高い。

例として，禁煙することで医療費を抑制できるという部分を考えてみよう。タバコを止める方法にはどんなものがあるのだろうか？薬剤としては，現在，日本では，ニコチンガム，ニコチンパッチという貼付薬の販売がなされている。なお，これらの薬は日本では保険適用外で医師の処方がなければ使うことができなかったが，近年では市販薬として販売されている。このあたりにも予防的な薬剤に対する厚生労働省の考えが見て取れる。こういった活動は保険の仕組みにはなじみにくいが，国民の福祉という視点でいえば，社会保障の重要な分野になりつつある。

● 医療費増加の原因⑦：自衛的な医療

医療訴訟が増えているので，訴訟沙汰にならないよう，医師が慎重になっている。また，医師は賠償保障保険にも入ることになり，米国では，医師の給与の半分が賠償保険料に費やされているという笑えない話まである。いわゆる「訴訟多発地域」では，医師が支払う保険料がどんどん値上がりし，また診療科によっても変わる。保険料が特に上昇している診療科目は，リスクが高い処置を伴う脳神経外科をはじめとして，産科，整形外科，救急医療などである。

日本でも補償しなければならない額，言い換えれば，訴訟額が高くなっている。

● 医療費増加の原因⑧：不正請求

医療機関が行っていない医療を行ったようにして，不正に高額請求することがある。不正請求というと，一方的に医師がごまかしている感じがするが，勤務医にとっては，また医療機関にとっても診療報酬の請求書であるレセプトのチェックは面倒なものだ。というのは，診療における医学でのルールと，保険請求のためのルールは似て異なるものだからだ。実は，不正請求にも2種類あって，間違いで行ってしまっているものも多い。その意味では，逆に請求し忘れも多くある。こちらはあまり問題にならないので正確な数字はないが，請求のし忘れについても相当の額であることが想像される。

ただし，いずれにせよこれらは財源としては，保険料や公費，もとを正せば国民の税金であるから，システマティックに間違いを正していかなければならない。

● 医療費増加の原因⑨：患者本人の自己負担率が低い場合

典型的な経済学的では，人は費用の自己負担がなければ利益をとことん追求するとされる。つまり，医療保険のために自己負担率が低いので，患者がコスト意識をもたないという考え方である。一般の商品のように単純に考えれば，自ら支払う価格が高ければ，購入を手控えることは多いし，当然の考え方のようにもみえる。しかし，医療においてこの考え方が正しいのかどうかは，実証することが難しい。

経済学的な1つの考え方としては，医療サービスの受診に価格弾力性が大きいのかどうかという話がある。

需要の価格弾力性というのは，簡単にいうと，価格が変化したときに消費者の購入行動がどのように変わるかを示す数値であり，企業からみれば価格の変化によってその商品の売上がどれだけ変化するかを示す割合のことである。日用品などは価格の変化に敏感なため，価格弾力性が高い。逆に嗜好品などは価格弾力性が低く，多少値段が違ったからといって，需要がすぐに減少するようなことはない。

価格弾力性が0よりも大きければ，一部負担率が低くなると医療需要が増加し，同時に医療支出（＝一部負担＋保険からの償還）も増加する。したがって，医療サービスの需要の価格弾力性が政策的に重要な意味をもっているのである。医療サービスの需要はどうであろうか。医療サービスにはほかに代替的な財やサービスがないことから，価格弾力性は小さいと予想される。

所得が1%増えたときに，ある財の消費が何%伸びるかという値を，その財の「所得弾力性（income elasticity）」という。所得弾力性が1より大きい財を奢侈品，1以下の財を必需品という。すなわち，所得が1%伸びれば消費量がそれ以上伸びる財が奢侈品で，1以下の財を必需品という。つまり，所得の高低にかかわらずある程度の消費をせざるを得ないので，所得が上下したからといってそれほど消費は変化しないのが必需品である。医療は生活感覚からすると必需品であるが，奢侈品であると考える根拠もある。その根拠は，世界の国々の所得水準と1人当たりの医療費を比較すると，医療費の所得弾力性は1以上であるということである。つまり，所得が1%高い国では医療費は1%以上高くなっている。

　このような考え方のもとで，諸外国では自己負担の増加を積極的に行っているケースは少ない。むしろ，国民皆保険制度の導入で，病気になったときの金銭負担を減らすことで，医療へのかかりやすさのほうが追及されている。

● 医療費増加の原因⑩：健康需要の高まり

　経済学の視点ではあまり重視されないが，筆者が非常に重視していることが，健康需要の高まりである。通常の経済発展においては，日常生活品の需要が最初に増す。たとえば，日本においては，1953年に始まったテレビ放送をみるために，人々がテレビを買い求めた。洗濯機，テレビ（白黒），冷蔵庫が「三種の神器」といわれた時代である。そして3Cといわれる車，クーラー，カラーテレビなど，順次普及していった。このころの日本国民の画像に対しての関心はものすごく高く，街頭で皆が並んでテレビをみるという状態があったわけだ。

　医療に関しても，1961年に国民皆保険制度が成立したが，健康志向というにはほど遠い状態であり，国民が健康に関心をもつようになったとはまったくいえない状況であった。

　しかしながら，インターネットの発達によって状況が変わった。アジアの中所得国において健康に対する関心は非常に高い。そのため，よい医療を受診したいというニーズが非常に高くなった。かつての日本での画像に対する渇望と同じといえるかもしれない。

　面白い例がマレーシアにある。マレーシアでは，医療提供については，英国の制度に基づき，国民は公立の病院・診療所において，外来は1マレーシアリンギットという低額で，入院については3マレーシアリンギットというわずかな負担で受診することができる。すなわち，公的な仕組みにお

いては，公立の病院と税による病院への費用保障によって医療制度が完結しているようにみえる。しかし，英国と違って，民間の医療提供に対する国民のシフトがみられる。民間においては民間医療保険でカバーするか自費で受診するしかないのだが，民間病院のシェアが高まってきている。これは，民間病院が巧みにマーケティングを行い，ホスピタリティのよさなどをアピールしたためでもあるが，国民の健康志向のなせる業であることは間違いない。

医療費増加の現状

　以上のような医療費増加原因の多くが日本に当てはまる。図1-9に国民医療費の伸びを示す。2014年度の国民医療費は，初めて40兆円を突破した前年度の40兆610億円から7461億円増加し，40兆8071億円となった。膨大すぎてこの費用が高いのか安いのかわからないのが本音であろうが，日本において医療費は継続的に増加しており，GDPの伸び率を上回って増加していることが問題であるとされる。

　疾病別にみると，循環器系の疾患が5兆8892億円で，ついで悪性新生物が3兆9637億円である。そして，最近の医療費の伸びには高度（高額）な医

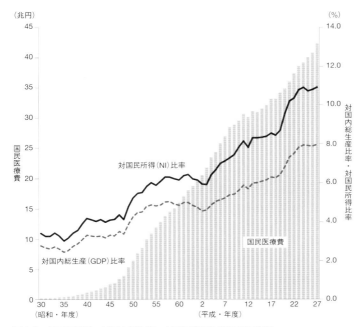

図1-9　国民医療費・対国内総生産・対国民所得比率の年次推移

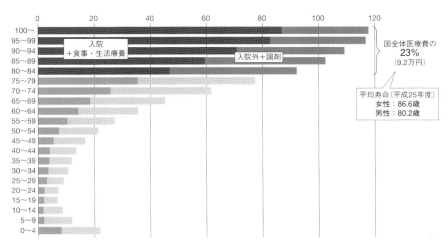

図1-10　年齢階級別1人当たり医療費（平成25年度）

療の増加が大きいとされる。高額な抗がん剤もこの中に入る。言い換えれば，抗がん剤の領域は今後さらに伸びることが考えられる。また，**図1-10**に示すように，高齢者の入院費用が高額を占めている。

医療費の内訳

　ここで，1つの考え方を示したい。それは，医療費を削減する場合にどういった考え方があるのかということである。簡単にいえば，高度（高額）な医療を医療保険から外すのか，日々の医療であるプライマリケアを保険から外すのか，どちらかしかない（両方外すこともありえないわけではないが）ということである。

　高度な医療が保険に導入されるには，ある程度集約化された医療機関での治療が前提になることは，最近の医療行政の流れをみていれば推察がつく。しかし，それは医療の一面をみているに過ぎない。高度な医療は必ずしも日々の医療で行われるものではない。日々の医療であるプライマリケアを担うという話とは別物であるからだ。逆に，プライマリケアで重要なことは，医療サービスへのアクセスのしやすさになる。

　財政制約の視点でいえば，高額な薬剤をどんどん保険に収載すれば，医療保険内でのプライマリケアへのアクセスを悪くせざるを得なくなり，医療サービスへのアクセスを維持すれば，高額な薬剤の多くが保険適応ではなくなることになる。この2項対立は，プライマリケアの維持にとって大きな問題点となろう。

そして，もし保険内でプライマリケアあるいは予防が完結できない場合には，保険外のサービスが必要になる。

アジアにおける高齢化の波

ただし，高齢化問題は日本だけの現象ではない。20年から30年遅れでアジアの新興国でも起きていく現象である。

たとえば，韓国では高齢化が急速に進んでおり，2050年には全人口のうち65歳以上が占める割合は40％を超える見通しである。参考までに，2010年時点での65歳以上の占める割合は11％であった。

韓国保健社会研究院は，2050年には韓国の平均寿命は約3年延び，出生率が1.28という水準にとどまれば，65歳以上の人口は1871万人となり，その割合は42.3％に達すると発表している。つまり，2050年にはOECD加盟国のうち，韓国は65歳以上の割合が断トツとなる「高齢化した国家」になる見込みだというのである。

この現象は，すでに1人当たりのGDPが5万2887.77ドル（2015年）と日本（同年3万2478.90ドル）をはるかに凌駕したシンガポールでも同じように起きている。近年まで一人っ子政策をとっていた中国においても，来るべく高齢社会は大きな問題になっている。

予防医療が重要

「健康寿命」という言葉がある。WHOが2000年に提唱した言葉で，平均寿命から介護などを受けていて自立した生活ができない年限を引いた数が健康寿命になる。日本は，2010年は男性70.42歳（2010年の平均寿命79.55歳），女性73.62歳（同86.30歳）である（図1-11）。

医師や医療機関は，あくまで西洋医学的な考えのもとで，検査による客観的な異常を病気とみなし，患者を診断・治療する。個々人の環境にまで踏み込むことは難しいし，そもそも病気は悪で絶対に治すべきものという価値観に基づいており，100％病気を治さなくてもいいという相対的な疾病観を持ち合わせてはいない。

しかし，医療が生活の一部になる中で必要になる相対的な疾病観こそが，高齢化の進展に伴い，疾病や障害をもつ人々が増加する，あるいは病気と個人が共存していかなければならない状況では重要である。これは，より現実に即した考え方であるといえよう。

健康寿命が謳われる世の中にあっては，こういった考え方の重視が必要である。つまり，医療者にとって，病気を治したが寝たきりになってしまっ

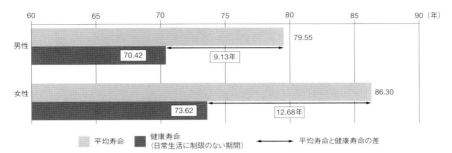

図1-11　平均寿命と健康寿命の差
出典：厚生科学審議会地域保健健康増進栄養部会・次期国民健康づくり運動プラン策定専門委員会「健康日本21（第二次）の推進に関する参考資料」p25

たといった状況は，超高齢社会では許されないことになる。

2節のまとめ

　アジアの中での先進国である日本は，超高齢社会先進国でもある。突きつけられた課題は大きいが，高齢化問題がいずれアジアを含めた先進国全体の課題になることを考えれば，この問題を解決することは，日本にとって大きなアドバンテージになるはずである。

参考文献
- http://www.bdms.co.th/
- http://www.ihhhealthcare.com/
- スティグリッツ『ミクロ経済学（第4版）』東洋経済新報社，2013年
- 吉川洋『高度成長』中央公論新社，2012年
- Newhouse, J.P. (1993)：An iconoclastic view of health cost containment. Health Affairs 16:152-171.
- OTA (office of technology assessment) 1978 Assessing the efficacy and safety of medical technologies. US Government Printing Office.
- Eastaugh, S.R. (1992) . Cost Inflation. Health Economics. Auburn House.
- 医療経済研究機構：国民健康保険医療費パネルデータを用いた医療費増加要因分析に関する調査報告について
file:///C:/Users/%E7%9C%9F%E9%87%8E%E4%BF%8A%E6%A8%B9/Downloads/20160927_press.pdf
- 宇沢弘文『社会的共通資本』岩波書店，2000年
- 自由気ままな整形外科医『医師の経済的自由-豊かな人生と理想の医療を両立できる第3のキャリアパス』中外医学社，2017年
- Dr.K『忙しい医師でもできるDr.Kの株式投資戦術』中外医学社，2017年
- 広井良典『持続可能な医療』筑摩書房，2018年

＊HMO　すべての医療サービスが，HMOに参加している病院，医師などから提供されること，言い換えれば加盟していない組織／個人からのサービスは受けることができない仕組みで，保険者は医師に対して人頭払いで支払う。保険者は，加入者から医師，病院へのアクセスの制限や，医療プロバイダーの診療内容・診療期間に関する管理を行う。

＊＊マネジドケア　米国の民間医療保険の主流は何といってもマネジドケアである。マネジドケアは，マネジドコンペティション，つまり制度において競争条件が確保された中での競争である。マネジドケアの目的は『アメリカの年金と医療』(渋谷博史・中浜隆，日本経済評論社，2006年)によれば下記の３つである。

　　１．医療費と保険料負担の抑制を通して加入者拡大を図り，健康診断を含むプライマリケアを中心に医療を提供する
　　２．医療市場における競争と選択の機会を拡大させ，これにより医療の提供システムと保険システムを維持する
　　３．医療保険の経営組織さらに経済と財政の安定化を図る

　簡単にいえば，最初に受診する医師を決め，医師の治療行為に介入することで医療費を安くし，医療保険料を安くするということになる。

2章

日本の医療レベル

1 日本の医療を SWOT 分析と VRIO 分析する

　1章2節で考えてきた医療費の高額化は，どの国でも起きている問題であるし，どの国でも対応に苦慮している。この問題に対しては，厚生労働省を含め，国としても3章で述べるような改革を行っていこうとしている。しかし，それだけでは不十分であろうというのが筆者の意見である。厳しい言い方をすれば，国による改革がうまくいかなかったときにどうするのかということになる。

　一方では，1章で確認したように，世界的には医療マーケットの拡大は目覚ましい。つまり，需要は間違いなくある。

　そこで，日本について経営学的に再度考えれば，方法は2つしかないと思われる。1つは，国内全体の医療マーケットは高齢化によって伸びていくのであるから，保険制度の変化によって生活者の購買力が減るとしても，医療機関の規模の拡大などの手法で国内を開拓していくという考え方である。

　これは非常に有力な考え方であり，**図2-1**及び**2-2**に示すように，すでに医療需要が減少すると予想されている（あるいは減少している）地域は増えてきている。そして，この地域の病院や介護施設が，東京あるいはその近郊に進出してきている。

　しかし，この動きはあくまで国内市場の取り合いであり，医療立国論に

43

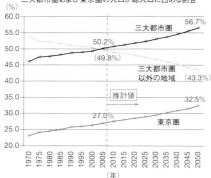
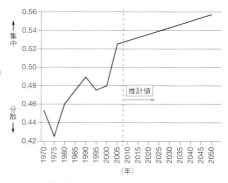

出典：総務省「国勢調査報告」，国土交通省国土計画局推計値(都道府県別将来人口)をもとに，同局作成

出典：総務省「国勢調査報告」，国土交通省国土計画局推計値(メッシュ別将来人口)をもとに，同局作成(1990年までは日本測地系，1995年以降は世界測地系)

注：フーバー・インデックス

$$H.I.= \frac{1}{2}\sum_{r=1}^{n}(X_1-Z_1)$$

X_1：第1地域の人口の対全地域構成比
Z_1：第1地域の土地面積の対全地域構成比

※人口の集中・分散の度合を示す指標で全人口が一地域に集中している場合は1，人口が各地域均等に分布している場合は0の値とする

図2-1　人口の集中，特に3大都市圏への人口集中は今後も継続

はならない。本書の目的は医療立国の可能性を論ずることであるから，日本の医療機関が新たなマーケットを開拓するという点に主眼を置きたい。もちろん，海外に展開したからといって，日本の医療を抜本的によくすることはできないだろう。

しかし，海外に展開すれば個々の医療機関にとっては経営的な改善は大きいかもしれない。国民医療費よりも産業規模が大きい自動車産業であっても，日本全体が自動車産業に携わっているわけではない。このあたりが，社会保障の視点と個々の組織(この場合は医療機関)を考える経営学との違いである。

そこで，ここで日本の医療レベル及び日本の医療の競争力の評価をしてみたい。SWOT分析というものを行って，強みを本節で，弱みを次節で考えてみたい。

SWOT分析とは

MBAスクールでは，ビジネスに使ういくつかのフレームワークを学び，

2章 日本の医療レベル

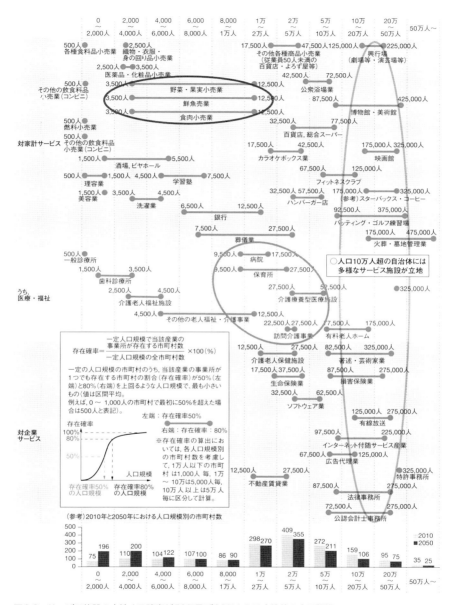

図2-2 サービス施設の立地する確率が50%及び80%となる自治体の人口規模
出典：病院・一般診療所・歯科診療所：厚生労働省「平成21年地域保健医療基礎統計」。介護老人福祉施設，介護老人保健施設，介護療養型医療施設：厚生労働省「平成20年介護サービス施設・事業所調査」。スターバックスコーヒー：Starbucks Coffee Japan HP，その他の事業所：総務省「平成18年事業所・企業統計調査」及び「国勢調査」をもとに，国土交通省国土政策局作成
注1：2050年の市町村別人口は，国土交通省国土政策局推計値。
注2：2010年，2050年ともに，人口規模別の市町村数は，平成22（2010）年12月1日現在の1,750市町村を基準に分類

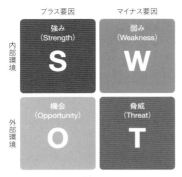

図2-3　SWOT分析

それを実際の例にあてはめていく。本章後半では，代表的なフレームワークであるSWOT分析を使って，日本の医療の分析をしてみよう。

SWOT分析は，スタンフォード大学でアルバート・ハンフリーの研究プロジェクトにより構築された（図2-3）。

目標を達成するために意思決定を必要としている組織や個人のプロジェクトやベンチャービジネスなどにおいて，外部環境や内部環境を強み（Strengths），弱み（Weaknesses），機会（Opportunities），脅威（Threats）の4つのカテゴリーで要因分析し，事業環境変化に対応した経営資源の最適活用を図る経営戦略策定方法の1つである（図2-3）。

VRIO分析とは

もう1つの分析を紹介しよう。これもMBAでよく使う①経済的価値（Value），②希少性（Rarity），③模範可能性（Inimitability），④組織（Organization），の4つの視点から競争優位の源泉を分析するオハイオ州立大学経営学部のジェイ・B・バーニー教授による分析フレームワークである。

少しこの背景の話をしておくと，「経営戦略」は2つの基軸によって4つのアプローチに大別される。1つは，利益の源泉を「企業の外部」に求めるのか，それとも「企業の内部」に求めるのかという基軸である。もう1つは，「要因」を重視するのか，それとも「プロセス」を重視するのかという基軸である。

この2つの基軸で整理すると，経営戦略論は何を重視するかで，次のように4つのアプローチに整理できる。

　　　外部＋要因 ── ①ポジショニング・アプローチ
　　　内部＋要因 ── ②資源アプローチ

外部＋プロセス ── ③ ゲーム・アプローチ
　　　内部＋プロセス ── ④ 学習アプローチ

　岡本康雄編著『現代経営学への招待』(中央経済社，2003年）を参考にその意義を確認しておこう。産業組織論の考え方を，経営戦略につなげたのはマイケル・ポーターの業績といえる。産業組織論とは財・サービスの供給主体である組織及びそのグループとしての産業を考察対象とするミクロ経済学の応用分野である。

　経営戦略論においては，ハーバードビジネススクール教授のマイケル・ポーターが『競争の戦略（Competitive Strategy)』を著した1980年代までは，企業内部の要素を重視する②資源アプローチが主流だったが，『競争の戦略』以降，②資源アプローチに対するアンチテーゼとして発展してきた①ポジショニング・アプローチが本格的に台頭した。

　従来，市場の成果をその市場の構造と関連づけて研究していたのは，産業組織論を学んでいた経済学者たちであった。すなわち，上記の分類では①ポジショニング・アプローチである。産業組織論においては，供給面，需要面，その他の基礎的条件のもとで，買い手・売り手の集中度，製品差別化の程度，参入障壁といった特性であらわされる市場構造が決まると，それによって企業の価格政策，製品戦略，広告，技術開発，設備投資，企業間の明示的・暗黙的協調といった市場行動が規定されると想定できる。それらが規定されると，生産や資源配分の効率性，技術進歩などが決まる。それらによって市場成果を判断することができるはずという理論が主流となっていた。

　この産業組織論の研究成果を援用して，産業内での競争をシステマティックに評価するためのモデルを作ることができると考えたのが経営学者のマイケル・ポーターである。たとえば，ポーターが示した業界の構造分析に関するフレームワークでは，業界の競争状態，すなわち業界の究極的な収益率を決める要因として，新規参入の脅威，既存業者間の敵対関係，代替品の脅威，買い手の交渉力，売り手の交渉力の5つが挙げられている。

　要するに，これらの議論は，企業側からみれば経営戦略論となり，いかに超過利潤を上げるかの研究となり，経済学の側からみれば，超過利潤（生産者余剰）を減らし，公平な市場を作るかという議論になる。

　ここで上述した4つのアプローチについて確認してみよう。このうち，利益の源泉を「企業の外部」に求めて要因を重視するのが，「①ポジショニング・アプローチ」である。これは，「目標達成にとって都合のよい環境に

身を置く」という経営戦略のことを指す。有利な環境の中に自らの会社をポジショニングするという発想だ。「都合がよい環境」というのは，企業の目標達成をサポートしてくれるような環境，もしくは目標達成を邪魔する外部の力が弱いようなビジネス環境を指す。この戦略は，そういうビジネス環境の中に自社を的確に「位置づける（position）」という点を強調するため，「ポジショニング・アプローチ」と呼ばれている。

　この考え方は，産業組織論，ひいては経済学の考え方を基礎に置いているために，資源が希少でありかつ所与であると考えているところに特徴がある。すなわち，ポジショニング・アプローチでは，資源にはトレードオフ関係があると考えている。

　それに対して，②資源アプローチというのは，「企業の内部」に蓄積している能力を原点として，経営戦略を構築するという伝統的に用いられてきた考え方だ。経営学でいえば組織論，なかでもマクロの組織論に近いであろう。このアプローチでは，企業業績の差異の源泉を企業内の経営資源に求める。「成功している企業とは，内部に優れた能力を蓄積している企業である」という見方である。得意な技術，卓越した営業網，素晴らしい人材など，企業の活動に不可欠である一方で，市場から簡単には調達できない社内資源の存在 —— コア・コンピタンス —— を基盤に考えるという経営戦略である。

　3つ目の③ゲーム・アプローチとは，戦略的に行動したとき，競合他社が反応してくることを織り込んだうえで経営戦略を考えるというアプローチである。利益の源泉を「企業の外部」にある構造的要因に求める点で，③ゲーム・アプローチと①ポジショニング・アプローチは共通している。しかし，①ポジショニング・アプローチが，自社の利益を収奪する他社からの圧力が小さい「おいしい」状況を見つけ出して，そこに自社を位置づけることに重点を置くのに対して，③ゲーム・アプローチは，そうした「おいしい」状況を自らの行動によって作り出す「プロセス」に着目する。

　④学習アプローチとは，「企業内部におけるコア・コンピタンスを形成するための学習プロセスが重要だ」と考える経営戦略のことである。経営資源，とりわけ知識や情報といった知的財産が蓄積されるプロセスそのものに注目するのが，④学習アプローチである。

　経営戦略の基礎となる情報は，必ずしも事前にわかっているわけではない。とりわけ外部環境が激しく変動している場合，先の状況はなかなか見通せない。そこで，事前に獲得した情報に基づく先験的な意図だけに頼るのではなく，その場その場で徐々に知識を獲得していくことが必要になる。

そして，学習した内容を反芻していくことも重要になる。

ただし，学習アプローチは，戦略論に含めるかどうかに議論がある。その1つの理由は，学習アプローチは創発といった，計画できない過程を重視するので戦略ではないという見方である。

VRIO分析の考え方としては，②と④が当てはまる。

ところで，持続可能性を考慮した競争戦略論が登場するのは，1990年に発表されたミシガン大学のプラハラードとハメルからである。

それは企業がもつ独自の経営資源やノウハウ，いわゆるコア・コンピタンスを競争優位の源泉とみなすものであり，リソース・ベースド・ビュー（RBV）論と呼ばれ，今日の競争戦略論の主流となっている。

RBVでは企業はそれぞれ異なった資源が存在するという前提に成り立っており，そうした異なる経営資源を活用することで，競争優位を獲得できるとしている。

2 日本の医療レベルの高さと可能性－他国との比較－

ここでは1節で紹介したSWOT分析の中身を詳細にみながら，ついで，比較対象やターゲットとなる国である中国とインドネシアの状況を詳しくみていこう。

S:strength

産業として売り出すことが目的なので，日本の医療レベルが諸外国に比べて高くなくてはどうしようもない。日本の医療の優れた特徴としては，たとえば，①国民皆保険制度に基づく均質で質の高い医療サービスへのアクセス，②母子手帳に象徴される高度な母子保健の実施などの日本の保健医療サービス体制，がWHOでも話題になるが，医療レベルの国際比較にはOECDが出している国際比較が有用である。

たとえば，がんの手術成績である。OECDが加盟国における大腸がんの5年生存率（2004 ～ 2009年）を調べた結果では，日本は68％で1位であった。主要国に注目すると，米国5位（64.5％），カナダ6位（63.4％），ドイツ13位（60.4％），英国18位（53.3％）となっており，加盟国の平均は59.9％である。乳がんの5年生存率をみると，日本は米国についで2位の87.3％，子宮頸が

んも4位の70.2%となっている。

　ほかの数字もある。世界67か国，2500万人以上のがん患者の5年生存率を調査した国際共同研究「CONCORD―2」(1995～2009年)によると，日本は肺がんでも5年生存率30.1%でトップ，米国は18.7%，英国は9.6%である。

　さらに，日本では脳梗塞の入院後30日以内の死亡率が最も低い。ただし，同時期の調査では，心筋梗塞の入院後30日以内の死亡率がOECD調査で29位と非常に成績が悪く，OECDもこの差の原因を知りたがっている。

　もう1つ，診療科ごとではないマクロのデータを紹介しよう。ニューズウイーク誌は2010年に，教育，医療，QOL，経済競争力，政治環境を分析し100か国のランキングを行った。このランキングでは日本は9位であったが，健康寿命を勘案した平均寿命を中心にした分析で，日本の医療が世界1位であるとした。

　医療の値段については，日本人，正確には日本で保険料を支払っている人については安い。しかし，保険料を支払っていない外国人については診療報酬の2～3倍になっていることが多い。

　なお，病院数，ひいては病院のベッド数が多いのも日本の特徴である。

　日本では病床数20床以上の医療機関を「病院」としている。病院の定義は国によって異なるので，病床数で比較すると，やはり日本は突出している。人口1000人当たりの病床数は13.4で，これはフランスの2倍，米国，英国のおよそ5倍である。また，CTやMRIの数も突出している。OECDの統計(2013年)をみると，人口100万人当たりのCTの設置台数は，日本が101.3台でトップで，2位はオーストラリアの44.4台である。ちなみに，米国は3位の40.9台，英国は非常に少なく8.9台で，OECDの平均は23.6台である。MRIも日本が46.9台でトップで，以下，米国31.5台，イタリア23.7台と続き，OECDの平均は13.3台である。

　4章で詳述するが，医療ツーリズムが日本で始まった2009年頃には，日本には病床数が多く，ベッドが余っており，CTやMRIの数も多いのだから，そこで海外の患者を受け入れればよいのではないかという議論が生まれた。しかし，これは市場をみていない暴論であって，日本人にも支持されていない病院が，海外から支持されるとは考えにくく，実際この議論は消え去った。

　また，3章で述べるように，高齢化への対応も日本では各種の対策が行われており，今後，順次高齢化を迎える(**図2-4**)アジア諸国の模範になり得るであろう。

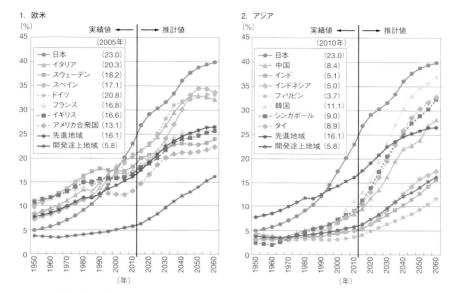

図 2-4　欧米及びアジアの高齢化率
資料：UN, World Population Prospects: The 2012 Revision
　　　ただし日本は、2010年までは総務省「国勢調査」、2015年以降は国立社会保障・人口問題研究所「日本の将来推計人口（平成24年1月推計）」の出生中位・死亡中位仮定による推計結果による。
注：先進地域とは、北部アメリカ，日本，ヨーロッパ，オーストラリア及びニュージーランドからなる地域をいう。開発途上地域とは，アフリカ，アジア（日本を除く），中南米，メラネシア，ミクロネシア及びポリネシアからなる地域をいう。

　最後に，医薬品や医療機器について考えてみたい。この問題は，医療ツーリズムで外国人を呼び込むというインバウンドと医療を輸出するアウトバウンドどちらについて考えるかで異なる。インバウンドの場合には，間違いなく最先端の医療が行えるような医薬品や医療機器を所有しているほうがいいのであるが，アウトバウンドの場合には当該国の許認可に左右されるからである。
　医薬品や医療機器は日本の弱みとして言われることもあったが，果たしてそうであろうか。
　まず新薬の使用についてであるが，そもそもこれは医薬品に対する認可の問題と製薬会社の開発及び営業戦略の問題でもある。つまり，日本の製薬会社に必ずしも新薬の開発力が高くないとしても，海外の製品を認可すれば日本での使用は可能だ。また，現在のところ日本の医薬品市場は世界2位なので，自社製品を日本で売らないという海外メーカーはないと思われる。

そこで，問題は認可になる。従来，日本は薬の認可に非常に時間がかかっていた。それが最近かなり改善されており，薬の審査にあたる独立行政法人医薬品医療機器総合機構（PMDA）の対応が以前よりも早くなっている。特に民主党政権のときから新薬の承認が急速に進んだ。従来は米国などで優れた新薬ができても日本ではなかなか使うことができなかったが，それが速やかに使えるようになったのである。以前から批判が多かったドラッグラグやデバイスラグもかなり解消の方向に向かっており，保険外療養制度の拡大により，海外との差は少なくなっていくであろう。

さらに，PMDAはアジアへの進出というか，日本での審査の仕方を海外，特にアジアに広げようとしている。たとえば，2012年1月25日，メキシコ保健省は，医療機器について日本とメキシコの薬事登録制度の同等性を認める省令を官報公示した。これにより，日本で医薬品医療機器等法（旧薬事法）に基づき認可を得た医療機器については，メキシコでの薬事登録手続きの際に求められる提出書類が削減され，審査期間が短縮される。さらに，PMDAはタイやインドネシアなどで，審査の仕方を教示したりしている。また，アジアからの研修生の受け入れといった働きもみられ，状況によってはアジアでの医薬品産業のスタンダード化に日本が貢献できる可能性もある。この点においては，日本は新薬の会社が多く，韓国のように世界的な新薬メーカーがない国に比べれば圧倒的に有利な状況にある。

医療機器については，日本の市場は医薬品ほど大きくはないので，多少の状況の差はあるが，おおむね同じように推移し，結論からいえば，日本において最先端の医薬品や医療機器の使用は可能であり，日本において最先端の医療を受けることは可能といえる。

もう1つ，筆者が注目している日本の医療の特徴がある。それは品質の良さである（医療はもの（品）ではなく，サービスかもしれないが，ここでは品質に含めて評価する）。この例として，日本のトヨタ（生産）方式の病院への応用が挙げられる。仕組みとしては，米国に渡り，MITにて「リーン経営」として体系化された。

　「しかし，その本質は，「なぜ」を繰り返し，課題の本質に迫り，会社を構造改革していくことにあります。その対象は，生産現場に限ったことではなく，仕事の上流である開発から下流の販売まで一貫した流れの中で，仕事への取り組み方を見直し，たゆまない改革をしていくことです。かつてトヨタの人は「トヨタ生産方式」ではなく，「トヨタ式」と言っていました。「生産」の一語は含まれていなかったわけですが，これは対象がモノ造りの現場だけで

はないことを示しているからです。」

（『トヨタ生産方式の逆襲』鈴村尚久）

といった記載があるように，これは日本人の遺伝子に組み込まれた考え方であり，日本の病院にも拡がっている優れた考え方と思っていいであろう。

O：opportunity

1章でも述べたのであまり詳しくは述べないが，医療マーケットは世界的に拡大しており，なかでもアジアでは拡大が急速である。このように需要が増加しているが，アジアの病院数は非常に少ない。また，医療を提供する主体である医師数も少ない。言い換えれば，需要に比べて供給がまったく追いついていないといえよう。

ここでは，日本からみて魅力的なマーケットの例として，中国とインドネシアの状況を記載しよう。

中国の高齢化状況

中華人民共和国という，2013年の人口13.57億（世界1位），面積は日本の約26倍，世界2位という巨大な国の医療はどうなっているのであろうか。中華人民共和国は漢民族（総人口の92％）及び55の少数民族からなるが，地方分権が進んでおり，また都市と農村部の差も激しい。ちなみに，農村人口が53.7％とされ，65歳以上の高齢者は1.3億人である（2013年）。

なお，2017年の中国のGDPは11兆9375億ドル（約1210兆円）で，2018年中に中国のGDPは米国の70％に達する見込みである。おそらく，2023年から2027年の間には，中国のGDPは世界1位になるだろう。しかし，2017年時点での1人当たりGDPは8583ドルと，まだ低い。

今後，一番問題になるのは高齢化問題であろう。中国は，1982年9月に開かれた第12回中国共産党大会で一人っ子政策を国策とした。その後，2015年10月の五中全会で一人っ子政策を完全に廃止し，二人っ子政策に転換した。しかし，2016年の出生数1786万人から，2017年の出生数は1723万人と63万人減少し，増加に転じていない。

一方，2014年5月から11月にかけて行われた中国人民大学中国調査データセンターによる調査によると，60歳以上の高齢者において日常生活の行為を他人の手を借りずにできると答えた高齢者は59.22％しかいない。世界人口予測2015年度版によれば，中国の60歳以上の人口は2億915万人であるので，要介護人口はこの4割の8533万人となる。2050年の60歳以上の予

53

測人口は4億9802万人なので，2億75万人が要介護となる計算になる。ちなみに，2017年11月時点での日本における要介護認定者は，65歳以上の18％にあたる641万人である。

中国経済における医療の位置づけ

　国全体のGDPは日本を抜き，世界2位であるが，1人当たりのGDPは2013年で6950ドルと低く，ジニ係数も0.473（2013年）と警戒ラインの0.4を上回っている。平均寿命は74.8歳，乳児死亡率は2011年に12.1％と日本の6倍，1970年代前半の水準である。

　対GDP比の医療費は5.41％（2012年，国際銀行）と低めであるが，医療の位置づけが独特である。後述するように，国民皆保険ではあるが，国民にとっては，医療は高いものであるという認識があるようだ。社会保障という概念がある西洋諸国や日本では，医療は社会保障の一部に位置づけられているが，中国では必ずしもそうではなく，極端な言い方をすれば，お金によって受けることができる医療が異なる，階層医療といってもいい。

　もちろん，医師の技術料（正確には技術料という概念はなく，診察費用）にも差があり，下記でも触れるが，医師によって値段が違う。またVIP外来が存在し，政府高官や病院幹部たちは廉価ですぐに医療を受けることができるようだ。

　金銭で最も差がつく部分は薬剤のようだ。院内製剤が充実している中国では，病院が独自に（特に中医では），薬剤を調合（認可は受けている）しているので，安い薬を渡すことができる。その意味で，日本で話題になっているジェネリックはさほど重視されておらず，病院の薬事委員会にその薬剤が収載されれば，院内製剤と同様に安い薬剤として処方されるようだ。西洋薬で特許期間中のものは当然，高価である。

　さらに，下記で示す多くの病院で国際部が存在し，外国人を診察している。この費用は当然，普通の外来よりも高額である。

　もともと中国では混合診療は全面解禁されている。しかし，この考え方で政府が推し進めれば，中国の医療は米国と同様に市場化されたものになる。医療の私的財的な要素が前面に出てしまっているといえよう。

　2013年では全国の医療機関数は97万4398，うち病院が2万4709（3級1787，2級6709，1級6473）である。医師は279.5万人（人口10万人当たり206人）で，日本の医介補のような修練のみで医師をしている人を除くと228.6万人と少ない。また，看護師数が少ない点にも特徴があり，278.3万人と増加政策をとっても医師数とまだあまり変わらず，薬剤師39.6万人，

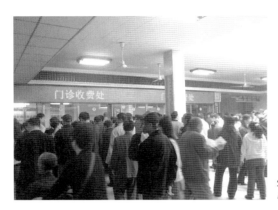

写真2-1　混雑の様子：早朝5時から並ぶことも多い

リハビリ治療士約2万人と医療専門職が少ない。

中国の医療保険制度

　きわめて簡単にいえば，主として公務員用の公費医療制度，企業の職員や家族のための労働保険医療制度，農村部のための農村合作医療制度からなる。前二者は手厚いが，農村合作医療制度はそうでもない。たとえば，前二者と違い，3つ目の農村合作医療制度では薬剤費用は全額自己負担になる。

　1990年代以降，医療保険制度の再編に向けた様々な改革が模索されている。医療については，1993～94年に政府による医療保険制度改革案が示されたが，これは「個人医療口座」という一種の強制貯蓄制度をベースとし，かかった医療費の規模に応じて自己負担さらにリスク分散としての基金を併用する内容のものであった。

　そして，1998年末に全国的に統一された新しい医療保障制度が構築され，1999年から実施された。また，2013年には都市従業員基本医療保険加入者が2.7億人，都市住民基本医療保険加入者2.96億人，新型農村合作医療加入者8.02億人と，国民皆保険制度を構築したというが，現実にはなかなか厳しいのではないかと考えられる。実際に保険に加入している人は10億人くらいといわれており，3億人強が無保険ということになる。

　また，中国の伝統として，個人主義（家族主義）の考え方が強いため，どこまで保険を頼るのかという面もよくわからない。

急速なICTの導入

このような問題があるために、中国では急速に医療にICTの手法を導入しようとしている。この様子を、多摩大学大学院MBA卒業の王さんの修士論文から説明してみたい。

中国では、規模が大きい病院ほど医療設備が充実しており、医師の医療技術も高いと考えられている。いわば患者は大病院志向である。事実、大病院はほぼ大都市に集中しており、病院や医師が不足している地方と農村地域の患者は診療を受けるために大都市に行かなければならない状況が長い間続いている。その結果、地域によって医療資源の格差が大きく、「看病難（診察を受け取りのが難しい）、看病貴（治療費が高い）」という状況は中国社会が直面する大きな課題である。

近年、中国におけるインターネット及びスマートフォンの普及によって、ネットビジネスが急速に発展し、ECなど物流業も急成長し中国経済社会に大きなインパクトを与えている。こうした状況の中で、中国政府は医療資

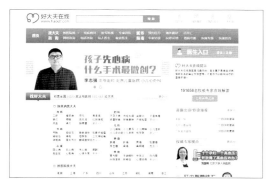

写真2-2　中国のネット受診サイト

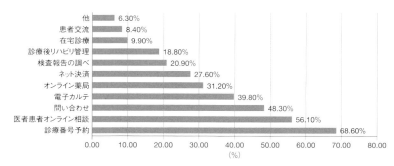

図2-5　中国ネット医療ユーザーの機能利用率（2015年）（王さん発表資料より）

源の格差問題を改善するため，ネット医療のポテンシャルに着目し始めている。

中国人の衣食住の消費習慣が大きく変化している。グローバルメディアで"BAT"という言葉が，中国のネット企業の台頭象徴として使われている。"BAT"とは，中国検索大手Baidu（百度：検索・広告など），Alibaba（阿里巴巴：電子商取引など），Tencent（騰訊：SNS・ネットゲームなど）の頭文字を取った造語である。ECでアリババのネット通販とアリペイ，SNSでテンセントのWECHATに代表されるネット市場拡大とともに巨大化してきた。アリババの物流は優勢をもって，医薬品を注目している。WECHATは個人健康保険とつながり，病院の診察券の予約ができている。アリババは中国最大な電子商取引サイトで，中国の消費革命を率いている。2014年，アリババ集団は「未来病院」計画を発表した。計画によると，支付宝（アリペイ）を通じて，銀行口座システムやモバイルプラットホーム，支払いに関する機能などを医療機関へ提供する。

図2-5に示すように，使用の多くは診療番号の予約と医師患者のオンライン相談機能であるが，そのほかにも電子カルテの一部の閲覧機能，ネットでの一部の医薬品の入手といったことがオンラインで可能になっていることにも注意を要する。

インドネシアの医療状況

人口，つまりマーケットの大きさで最近よく話題に出るインドネシアとはどんな国であろうか？

インドネシアはアジアにおいて人口が約2.38億人（2010年，インドネシア政府統計）と多く，アセアン全体の40％を占める。人口に占める富裕層の割合は5％であるが，近年経済成長が目覚しく，2018年には中間層が1億人に達すると推計されている。経済成長に伴い，首都ジャカルタのみならず，スマトラ島のメダンやジャワ島のスラバヤなど地方中核都市も経済成長拠点として大規模開発計画が進められている。

この国の魅力は2012年の名目GDP8794億ドル，1名当たりGDPは3562.9米ドル（外務省HPより）と，新興国の段階ではあるが経済成長率（実質）は2009年4.6％，2010年6.1％，2011年6.5％，2012年6.2％と高く，そこそこの購買力がある国とみなされている点にある。

面積は約189万平方キロメートル（日本の約5倍）と広大で，人口は2億3000万人を超える世界第4位の規模であるが，1万8110もの大小の島により構成され，700以上の言語をもつとされる。

表2-1　インドネシアの死亡要因　上位10疾患（2012年）

順位	疾患名	死亡者数（千人）
1	脳卒中	328.5
2	がん（悪性新生物）	195.3
3	虚血性心疾患	138.4
4	糖尿病	100.4
5	下気道感染症	81.1
6	結核	66.7
7	肝硬変	48.9
8	慢性閉塞性肺疾患	48.1
9	交通事故	44.6
10	高血圧性心疾患	42.2

表2-2　合計特殊出生率（2014年）

日本	1.42
韓国	1.21
香港	1.24
タイ	1.40
シンガポール	1.25
台湾	1.17
インドネシア	2.46

　2014年には人口が2億5000万人を突破した．発展著しい東南アジアの人口大国であるが，世界最大のイスラム教徒を抱える国でもある．2014年時点での比率は，イスラム教（88.1％），キリスト教（9.3％），ヒンズー教（1.8％），2012年の平均寿命は71歳である．死因は**表2-1**に示すように，先進国に近い状況である．2014年には，合計特殊出生率は2.46となったので，さらに人口が増加することが予想されている．実は，多くのアジア諸国は**表2-2**に示すように出生率が低くなってきており，その中でインドネシアは特殊な状況である．一方，65歳以上の高齢者はわずか5.2％（2015年）である．

インドネシアの医療保険導入と医療需要の拡大

　一般に1人当たりGDPが3000ドルを超えると家電など耐久消費財が普及し，5000ドルを超えると自動車などの普及が進むとされる．2015年時点で3000ドル前後にあるのがインドネシアやフィリピン，5000ドル強がタイである．

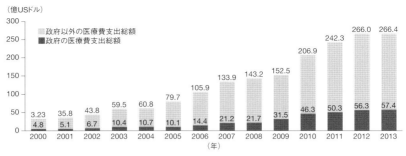

図2-6　インドネシアの医療費

カテゴリ	提供サービス	施設数 （病床数）
Aクラス	広範囲にわたって，専門的な診療サービスの提供診療や診療科横断でのサービス提供が可能	57 （25,042）
Bクラス	広範囲にわたって，専門的な診療サービスと，限定的な診療科横断でのサービス提供が可能	293 （85,781）
Cクラス	基礎的な4分野（外科，内科，小児科，産婦人科）において，専門的な診療サービス提供が可能	741 （93,536）
Dクラス	最低限の基礎的な医療機器・施設が揃えられている	517 （35,400）

図2-7　インドネシアの病院の分類

　インドネシアでは2014年に保険制度を改定し，国民皆保険制度への道筋を決めた。段階的に加入者を拡大して2019年までに総人口2億5000万人の国民皆保険制度の実現を図っている。実際には，2015年末までに，国民皆保険を担う社会保障機関のBPJSの登録者は1億6200万人となり，2016年は1億8600万人まで増える見通しである。医療費も年々増加しており（図2-6），医療需要も拡大し，医薬品の売上は62兆1000億ルピア（約4970億円）で，2017年は12.7％増の70兆ルピアと推測される。問題は，拡大する需要に対して，後述する医師数や病院数が追い付いていないということである。

　病院自体は，その機能によって，A，B，C，Dに分類されている（図2-7）。ただし，民間病院は自ら病室をたとえば4段階に設定している。たとえば，国民皆保険であるBPJS対応を最低とし，スーペリア，ジュニアスイート，プレジデンシャルスイートといったように，ホテル同様部屋の広さや眺めといった点で差をつけてグレードを設定している。

　一方，首都のジャカルタ（人口960万人：2010年，インドネシア政府統計）は都会としての発展を遂げている。近年，近代的な建物が完成し，医

療施設も大きく様変わりし，医療環境，設備も整いつつあるが，それもジャカルタなどの都市と地方により大きな差がある。

インドネシアの医療職

　2013年で看護師の資格をもつ看護師・看護助手は40万人である。医師と同様，インドネシア全体で看護師の数も不足している。看護師の数は増加しているが，ベッド数当たりの看護師数は他国に比べ少なく，今後も看護師不足が続くと予測される。看護師と同じく国家資格である薬剤師の数は1万人であり，医師の指定する薬を院内処方するスタイルが一般的である。薬剤師は患者に薬品に関するアドバイスを行い，患者を啓蒙する役割も担う。

　リハビリテーションに関しては，OTやPTの養成学校があるが，すでにマッサージが普及しており，リハビリテーションを治療として受けるという認識がないのが現状であるといえる。また，インドネシアでは，伝統医療を補完治療，選択治療として医療に取り入れることが政府の方針で決定している。しかし，現状では専門家が非常に少ない。

インドネシアの医師

　インドネシアの医師数は，2013年には8万6663名，2014年には9万627名，人口当たりでは10万当たり40名（日本は2014年で10万当たり233.6名），WHOのデータでは9.8万人とされる。人口に比してきわめて少ない。皆保険制度の実施に伴って，急速に医療需要が膨らむ中で医師数はさほど増えていない。一方では，医師数が少ないので医師は特権階級ともいえる。医師不足が問題視されており，医師数を17万人までに増やす目標が掲げられている。

　医師は，1人3病院まで掛け持ちが可能であり，掛け持ちの病院ではパートタイムで就労している。国家資格と試験に関しては，薬剤師，検査技師，看護師は国家資格がある。2007年より開始された医師国家試験のほか，歯科医師，助産師も国家試験を実施している。

　その結果，昔の日本の医師のようにと言っては言い過ぎであろうか，インドネシア人の医師はよく働く。また，収入も通常のサラリーパーソンに比べて非常に恵まれている。専門医は3つの病院を掛け持って管理できる仕組みになっている。多くの医師は，大学病院に民間病院といった組み合わせで3つの医療機関を掛け持ちできるというのが，国のルールになっている。

インドネシアの病院と効率化

"Indonesian Health Ministry, 2016"によれば，公的病院は2013年1562，2014年1599，2015年1593で，民間病院は，2013年666，2014年807，2015年885，総計は2013年2228，2014年2406，2015年2448と民間病院を中心に病院数が伸びている。これは，政府に金銭的な余裕が少ないことも原因と考えられる。民間病院の数に入っているが，数が減っているのが，石油公社などの国営企業の病院である。中国などでも同じ動きがあるというが，アジアの国では国営企業が病院を所有している。これらの病院をいかに効率的に運営していくのかが課題になっている。

いずれにせよ，アジアの中では人口対比の病院数がフィリピンよりも少なく，きわめて少ない国であるので，病院の建設が急務であり，そこをチャンスとみた現地の財閥が病院建設を着々と進めているのがインドネシアの状況といえよう。

国立病院の事例：ファトマワティ病院

ファトマワティ病院（**写真2-3**）は，ジャカルタ市南部で唯一の国立総合病院である。特に優れているのは，整形外科とリハビリの分野である。CEOのDr. Andi Wahyuningsih（女性）は麻酔学が専門であり，集中治療のコンサルタントでもある。ファトマワティ病院は，ベッド数785床，平均入院日数8～10日，ベッド占有率80～85％，外来患者数1800/月，緊急外来1500/月，内科，外科，産婦人科にかかる患者が多い。手術は1日40件で，大部分が帝王切開の手術である。

ファトマワティ病院の主たる患者は，社会保険がカバーする層であり，

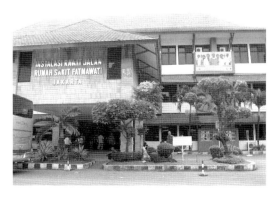

写真2-3　ファトマワティ病院

公務員か貧困層である。医療費を自己負担する患者の割合は10 〜 15％である。薬は患者の自己負担となるが，ファトマワティ病院で使用する医薬品のうち，ジェネリック薬は52％である。外国人患者以外でexecutive病棟を利用するのは，公務員（高級官僚）である。患者の60％を占めるのは，貧しい層の人々である。ジャカルタでは病院の増加により，患者獲得のため病院間の競争が今後激しくなると予測される。患者の待ち時間が長いことが問題点として指摘される。

カイコウカイスナヤンクリニック

4章でもほかの病院の例を挙げるが，ここでインドネシアに進出しているカイコウカイスナヤンクリニックを紹介しよう。

アベノミクスによる医療の輸出（アウトバウンド）の方針にのっとり，日本からは，名古屋市に本拠を置く医療法人偕行会が，2013年12月に，日系企業の入居するオフィスビルが多いスナヤン地区に，外来診療専門の「カイコウカイスナヤンクリニック」を開業した。

このクリニックではインドネシアに駐在する1万3000人の日本人駐在員と外資系で働く外国人への簡単な外来診療と健康診断，あるいは現地の富裕層に糖尿病をはじめとする慢性疾患の治療サービスを提供することが目的であり，こういった人が患者になったときに，タイやシンガポールにメディカルトラベル（ツーリズム）を起こさないように，高品質の日本ブランドで勝負するというのが意図である。レントゲンや胃部エックス線（バリウム）検査，超音波診断のための機器は日本製の機器を中心に揃え，日本の高水準の医療技術を提供する。医師は日本人1名，インドネシア人4名の計5名体制としている。看護師スタッフは，日本とインドネシアの経済連携協定（EPA）の看護師・介護福祉士受入れ事業で派遣され，日本の医療機関で看護助手として働いた経験者を中心に採用する。

今回，代表例として筆者がよく理解している2か国を挙げたが，それ以外にも可能性がある国は多い。

VRIO分析をしてみる

ついで，VRIO分析についてもSWOT分析と同じように，中身を考えていこう。

最初の経済的価値であるが，筆者が『日本の医療，くらべてみたら10勝5敗3分けで世界一』（講談社，2017年）で詳しく述べたように，日本の医療に

はアジアにおける大きな優位性がある。

2番目の希少性であるが，これはあるといっていいであろう。1章で述べたように，アジアにおいて医療需要が急増し，質の高い医療を求める声が多く上がっているが，供給側が追い付いていないのは確かである。ましてや，非常にレベルが高い移植とか再生医療になればさらに希少性が大幅に増す。

3番目の模倣困難性であるが，ここも医療分野においては大きな強みになる。まず医療技術を習得するためには相当の年月がかかる。日本でも医学部が6年，前期研修医が2年，その後後期研修医を経て一人前の医師になる。米国などの専門医の場合で同じであるし，もっと修練期間が長くかかることも多い。したがって，高度な技術をもった医療人材は非常に模倣困難性につながる日本の強みである。

医療技術に限らず医薬品の製造，再生医療といった最先端の医療産業も新興国での発展は難しい。実際，新薬メーカーは先進国にしか存在しない。

最後に組織である。1から3の優位性をうまく使っていく戦略やその戦略を実行していく組織に乏しい。ここが日本の医療機関について最も問題になる点である。言い換えれば，1から3での長所を打ち消してしまいかねないからである。

3 新たに突きつけられた課題

本節では，SWOT分析における「弱み」と「脅威」について考えてみたい。

W：weakness

1章2節で考えてきた，医療費の高額化はどの国でも起きている問題であるし，どの国でも対応に苦慮している。ここでは，本章1節で議論してきたように，医療の国際競争力という視点で，新たな課題を考えてみたい。それはICT化への対応である。

多くの点では勝っている日本の状況もICTについての評価が低いのが，以下に述べるフィリップス調査の結果である。

フィリップスの調査

　この調査は，2016年2月から4月にかけて，患者により良い医療と価値をもたらす①「医療アクセス」，②「医療の統合」に向けた現状，③「コネクテッド ケア技術」の導入，の3つのテーマへの意識を検証，数値化し，100点満点で評価したもので，総計2万5355人の患者と，総計2659名の医療職に対してオンラインで行われた。

　その結果，13か国の評価指数の平均が56.5ポイントだったのに対し，日本の評価指数は49.0ポイントでこれを下回るとともに，13か国中，最も低い数値であった。

　こうなった理由は，在宅医療（ここでいう在宅医療とは医師や看護師が患者宅を訪れるという伝統的なものだけでなく，遠隔でタブレットなどで医師と面談をしたりといったものを含む）が高齢化社会には重要であるのに，患者も医療者もあまり熱心ではない。また，健康維持に重要と思われるConnected Care の概念がほとんど知られていなかった。ちなみに，Connected Care とは "Alliance for Connected Care" によれば，テレヘルスや患者モニター，医師と患者間の安全なEメールでのやり取りを含む，患者と医療者あるいは医療提供者の間でのネットでのやり取りである。

　ちなみに，新興国のほうが，政府がこの取り組みに主導的であるべきという考えをもっている。たとえば，中国では61%の医療職，南アフリカでは63%，アラブ首長国連邦では78%の医療職がそのように考えていた。ちなみに，日本でConnected Care が進まないのは，個人情報保護とお金がかかる点が障壁であるというのが日本の意見であった。

　さらに，ヘルスケアシステムの統合については，多くの日本の患者や医療者が統合されているとは感じていなかった。

医師数と競争力

　視点を変えてみよう。医師の数を競争力の多寡で評価するとなれば，多いほうが望ましい。いかに医療制度や保険制度が充実していても，実際に患者を診察し，治療にあたる医師が不足していれば，国民にとって身近な医療は実現しない。さらに，海外に打って出る，外国人患者をどんどん受け入れるといった場合には，その担い手として医師数が多いほうがいいのは明らかだ。

　そこで，OECD の2015年の調査から人口1000人当たりの医師数をみると，日本は2.3人である。これは，OECD 加盟国の中でも，かなり低い数字である。

医師数の多い国は，ギリシャ（6.3人），オーストリア（5.0人）などが上位を占めており，主要国はドイツ4.1人，イタリア3.9人，フランス3.3人，英国は2.8人，米国2.6人と，いずれも日本よりも多く，OECDの平均が3.3人であるから，日本はそこにも達していない。

したがって，医師数については日本は完全に他国に負けているので，あえてこの分野を「弱み」に分類した。なぜあえてなのか。この点については，後で詳しく考えてみたい。

アウトバウンドやインバウンドに関しては語学力も問題になる。医師で海外留学する人も減ってきており，医師だから英語が話せるという状況でもなくなってきている現状もある。しかし，医師もそうだが看護師や薬剤師などに帰国子女も増えてきており，英語対応に不自由を感じないというニュースもみられる。しかし，この分野で一番重要なことは医療通訳の普及であろう。

T：threatening

SWOT分析の残りは，T：threatening（脅威）である。

脅威の1つは，周辺諸国の発展に尽きる。シンガポールなどの追い上げを受けており，安泰ではない。それはなぜであろうか。大学ランキングでシンガポール国立大学がアジアでトップの評価を獲得したことと同じであるが，一言でいえば，シンガポールでは格差をある程度容認し，競争を強く打ち出しているからである。それを知るために，後ほど新興国の医療政策を概観してみよう。

もう1つは，非常に最先端の薬剤や医療機器についてである。すでに述べたように最先端の医療機器や薬剤の多くは日本で使用可能だが，さらに最先端のもの，言い換えれば研究段階のものが日本で使用できるかといえば微妙である。日本では有力なバイオベンチャーやヘルスケアベンチャーが育たず，ノーベル賞学者は多いのに，その産業化にてこずっているという実態がある。

ただし，ここは日本の欠点ともいえない面があるので注意を要する。すなわち，医薬品や医療機器はリスクを伴うものであるという点である。簡単にいえば，新しい治療法として研究されたものが結果的にはうまくいかなかったり，副作用が多かったりして認可を取り消されたりする場合もあるということである。

そのため，命にかかわる安全という点までを品質と考えれば，日本の医療は超最先端ではないかもしれないが，非常に品質の高い医療を提供して

いうことになるのである。

新興国の医療政策

　近年では，アジアを中心とする経済成長の著しい新興国でも医療需要が増大している。長い歴史があるヨーロッパ諸国に比べると，新興国の医療制度は近年になってその必要性が増したために，慢性疾患による高額な医療に当初から対応を迫られている。

　そのために，新興国では財政基盤が脆弱な中，医療を産業と位置づけて振興につとめている国もあることから，先進国の福祉国家論とは異なる枠組みでの論考が必要である。1人当たりのGDPで比較してみると，新興国では経済状況が医療体制に影響をおよぼしているのがわかる。すなわち，貧しい国では医療保障の充実にお金がまわらないのである。

　世界における新興国での医療のウエイトも高くなっている。たとえば，2006年にインドで糖尿病と診断された患者は3800万人を超え，米国を抜いて，世界1位になった。貧困のために病院に行けない患者も多い。世界糖尿病財団は，2030年にはインドの糖尿病患者は8000万人に達すると予測している。こういった変化にどう対応するのかが問われる時代である。

　このような国では，民間が産業的視点をもって医療提供を行う治療モデルとそれを政府が基礎医療（プライマリケア）を補完する形が中心になっている。

　具体的には，タイでは1997年のアジア通貨危機からの回復のための1つの手段として医療産業が選ばれ，医療ツーリズムにアジア諸国で最初に取り組み成功を収めている。

　また，マレーシアは人口が3119万人（2015年）と少ないので，経済学的には，市場価格や工業技術水準などの国際経済環境に対して能動的に影響を与えることのできない経済主体，すなわち「小国」と位置づけられる。そこで，先進国あるいはほかの新興国が取り組みにくい産業として医療を選び，医療ツーリズムに力を入れている。

　これは，典型的にはマレーシアにみられるように，雁行的発展の拒否であり，新興国としてはグローバル資本主義の活用（外資，外貨の獲得），お金がない国では，医療にお金をまわすための外貨獲得の手段でもあるということであり，国内向けには，医療サービスへの渇望を政府が充足させられないために，民間の力を使うということになる。また，営利主義の医療と何かと批判の多い米国でも，医療機関が稼いだお金で社会に還元する場合が普通にみられる。

このために，医療ツーリズムにおいては，各国が強みを生かしてアピールしている。

・シンガポール：アジアの医療ハブ
・タイ：高度医療とウェルネス
・マレーシア：高度で安価な医療
・フィリピン：長期ヘルスケア

『医療が日本の主力商品となる』（ディスカバー携書，2012年）で詳述したロングステイを除けば，日本から海外にこのようなサービスを受けに行く人が多いかどうかの統計はない。時々メディアをにぎわすことがある程度であるが，たとえば2013年に，タレントの小雪が韓国で出産したという報道が話題になった。このような産業的視点から，ツーリズムのみならず，逆に，アジアから日本への医療機関の進出も起き始めている。

海外からの進出

海外の公的資金が出資するファンドを活用した股関節手術専門の「東京ヒップジョイントクリニック」（東京都世田谷区）が2016年8月1日に開業した。独立系資産運用会社スパークス・グループの子会社が運用する私募不動産ファンドから，土地の購入費のほか，建物や最新のMRIなどの設備資金が賄われた。このクリニックの誕生により，病医院の新規建設や建て替えなどの資金調達方法の多様化が進みそうだ。

また，大阪の梅田には，シンガポールの株式会社病院グループであるラッフルズメディカルがクリニックを運営している。

医療は国のインフラ

もう1つは，アジアの新興国でも，現在の米国でも進展しているトランプ現象のように，自国（民）を大事にする（しようとする）動きがある。

医療は，電気，水道，ガス，国防などに続くあるいは同程度に重要なインフラである。1章で述べたように，そうであるがゆえに価値財として国が購入を保証している場合が多いのである。

そこに外国の資本あるいはサービスが入ってくる点をどう思うかということになる。もちろん，国によって考え方は違う。たとえばGCC諸国などは，傭兵という考え方になじんでいるのか，必ずしも自国完結で医療を考えていない。

たとえば，アブダビは医療ツーリズムを国の制度として，国民が海外で

医療を受けることを否としていないし，ドバイやカタールなども海外の医師を高額で引き抜き，看護師はフィリピンなどもてなしの心が高い国民を呼ぶ。そして，医療の質の担保にはJCIを直接輸入するといった考え方をとっている。

しかし，アジアの国では，ここまで思い切った考え方をする国はなく，プライマリケアや国民皆保険といった制度はなんとか自分の国で作ろうとしている。

医師と医師免許

最後に，医師数と競争力のところで宿題にしていた医師の問題に触れよう。まさに，医師をどうするかは，自国の医療に対する考え方として重要である。要するにインフラの一部として医師の養成を考えているという国が多いということである。

フリードマンという新自由主義の経済学者が，情報の非対称がなくなれば，市場で悪い医師は淘汰されるので，医師免許（国家資格ではなくても何らかの形で医師のレベルを担保する制度）は不要と述べたとされるが，多くの国の考えというのはそこまで合理的ではない。逆にタイなどはそうだが，自国語で医師国家試験を受けてほしいといった話になったりするのである。

一時，アセアン統合に伴い，医師免許が統一されるという話があった。たとえば，医療先進国シンガポールの免許がインドネシアでも使用できるということだ。これはいくつかの点で無理がある。

まず，どの国でも優秀な医師がほしいので，優秀な医師をどの国が捕まえるのかという点が問題になる。そうすると，医師の取り合いになり，国が貧しく医師への給与を多く出せない国が不利になることが予想される。

試験のレベルをどうするのかという点も難しい。後述するように，日本においても国際標準の教育は難しかったという現実がある。

さらに，すでに免許をもっている医師が反発する可能性もある。新興国は先進国に比べて医師数が少ないので，医師の特権意識は先進国よりも強い。ミャンマーやインドネシアのような新興国でも既存の医師の力，医師会の力は非常に強い。

最適通貨圏という概念がある。最適通貨圏とは，その地域全体で単一通貨をもつことが経済効率を最大化するような地理的な地域のことである。経済学的に考えれば，医師などの国家資格で人数が制限されているような職種でも，同じような概念は成立するはずだ。つまり医師免許が共通化さ

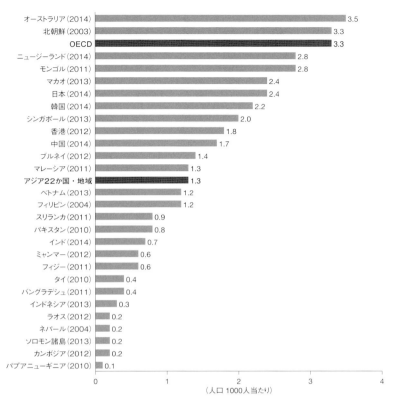

図2-8　アジアの医師数（人口1000人当たり）：WHOデータより

れればメリットがある地域の範囲があるであろう。

しかし，現実は違う．たとえば図2-8に示すように，アジアの圏内でも人口当たりの医師数は大きく異なっている．EUとは異なり，アセアンが統合されても，医師免許は統一されず，医師の移動が起きにくい環境である．簡単にいえば，日本の医師免許をもっていても，それがすぐに他国で医師として仕事ができることを意味しないのである．

そのため，日本の医師が多くなったからといって，それがすぐに国際競争力にはつながらない．もうひとひねりが必要である．

米国から来た黒船

ここで，2023年問題という，近年，日本の医学部を大混乱に陥れた事象を考えてみよう．

2010年9月，2023年以降は国際基準で認定された医学部以外の出身者には米国で医師になる申請資格を与えないという通告が外国人医師卒後教育委員会（ECFMG）により出された。

　当時の日本には国際基準の評価を受けた医学部はなかったために大慌てになったが，日本で独自に国際基準の医学部を評価する組織を作ることとなった。

　2017年3月18日に，ようやく日本医学教育評価機構（JACME）が世界医学教育連盟（WFME）から国際評価機関としての認証を受けた。これからは，日本の医学部がJACMEの認定を受けていくことによって，日本の医学部の国際化の担保はできた。

　この例は，医師免許も1つの国で完結するものではなくなっているということが国際化の意味だといえる例である。卒後臨床教育についても国際基準があるので，今後，医学部での卒前教育だけでなく，卒後教育（臨床研修）についても国際基準が標準になる可能性もある。

シンガポールやマレーシアIMUでの医師養成の取り組み

　要するに，国際競争力をもつためには，日本で医師になるだけでは駄目で，日本の医師免許が国際的に通じなければ意味がないことになる。

　IMUは，1章でも述べた三井物産も出資しているヘルスケアグループであるIHHグループ傘下の私立大学であり，医師，看護師，薬剤師のほか，様々な医療従事者を養成している。英国をはじめとした数か国の大学と提携しており，IMUから提携大学へ転入することができる。その場合に転入した場所で学位を取得することができ，英国のように国家試験がない場合にはそのまま，米国など国家試験がある場合には，合格後その国でも診療資格をもつことができる。たとえば英国の大学へ転入し，卒業すれば，英国でも診療ができ，マレーシアでも診療できる仕組みになっている。提携している大学は，英国，カナダ，オーストラリアなど旧英連邦と中国にある。以前は米国の医学部とも提携していたが，現在は解消されているようである。

　英国式の医学部教育を行っているマレーシアでは，医師免許は国家資格ではない。医師は5年間大学に通い，卒業後2年間の研修（日本でいう研修医）が行われる。研修が終わった時点で，医師としての診療が可能になる。その後，2年間専門医資格をとるための研修が行われる。

2章　日本の医療レベル

シンガポールの医学部

　シンガポールの医学部に対する考え方は明確である。もともとはシンガポール大学の医学部が唯一の医学部であったが，医師の需要の増加に伴い，定員を300名に拡充した。そして，まず2番目の医学部として米国のDuke大学を招へいし，シンガポール大学とジョイントで卒後のメディカルスクールをシンガポール随一の病院であるシンガポールジェネラルホスピタルの内部に作った。この医学部は定員が56名と少なく，研究者やリーダーシップをもつ人を中心に育成している。また，プライマリケアも重視した教育を行っている。そして第3の医学部として，シンガポール国立大学とともにシンガポールで双璧をなす大学である南洋理工大学に医学部を作った。ここは，工学系との連携と家庭医学にフォーカスしている。

　そもそもシンガポールで働く医師は，シンガポール大学医学部を卒業している医師だけではなく，海外の医学部を卒業している医師も多い。これは，シンガポール政府が海外の病院でいくつかの病院を認定しており，そこの卒業生で英語力があり，シンガポール内での研修（初期研修医過程とは限らない）を受けたものは，SMC（シンガポールメディカルカウンシル）に登録され，シンガポール大学の医学部の卒業生と同じ扱いをすることに起因している。

　このように，シンガポールでは，医師への需要が増したことに対しても戦略的に対応している。国によっては世界に羽ばたく道が保障されているのである。

1〜3節のまとめ

　MBAの手法で分析してみると，日本の医療には確かに国際競争力がある。しかし，SWOT分析でも示されるように，非常に重要な問題点がある。その1つはICTであり，もう1つは国としての戦略性であろう。

4 医療の産業としての位置づけ

　問題点が浮き彫りになったところで，アジアのほかの国と比しての対策を戦略的に考えてみたい。アジアの多くの国では医療分野を産業として育

てようとしている。ここでは，医療を産業として成長させることのメリットを述べる。

日本の一部に医療は産業ではないとの主張がみられるが，これは産業を営利を目的とする企業活動と受け止めているためで，経済学的にいえば，産業とは営利非営利にかかわらず製品・サービスの生産・分配にかかわる経済活動すべてを指す。むしろこれからは，この意味での産業として医療を育てていく姿勢も重要ではないだろうか。もちろん，これは社会保障としての医療を否定することではない。

消費の対象になった医療

経済学の考え方では人は費用の自己負担がなければ利益をとことん追求するとされる。つまり，医療保険に加入しているために自己負担率が低いので，患者がコスト意識をもたないという考え方になる。

一般の商品のように単純に考えれば，自ら支払う価格が高ければ，購入を手控えることは多いし，当然の考え方のようにもみえる。しかし，医療においてこの考え方が正しいのかどうかは，なかなか証明することが難しい。

すでに述べたように，所得が1％増えたときに，ある財の消費が何％伸びるかという値をその財の「所得弾力性」という。経済学では，所得弾力性が1より大きい財をぜいたく品，1以下の財を必需品という。すなわち，所得が1％伸びれば，消費量がそれ以上伸びる財がぜいたく品で，1以下の財が必需品となる。言い換えれば，所得の高低にかかわらずある程度の消費をせざるを得ないので，所得が上下したからといってそれほど消費は変化しないのが必需品になる。米国では，日本のような国民皆保険制度がないので，医療がぜいたく品になっているという説明がなされる。

日本でも，疾病構造の変化や医療が生活の一部になってきたことから，個人の好みや価値観によって購入するかどうかが大きく異なるようになってきた。医療の一部が必需品から，消費の対象になるぜいたく品になってきているといえよう。ここで問題となるのは，必需品と違い，ぜいたく品では消費という概念が起き，さらに過剰消費が生まれうることである。医療についての過剰消費は，医師からみればすでに述べた医師誘発の需要につながるし，患者からみれば不要不急の薬をたくさん処方してもらったりすることがその例になる。

医療分野の規模と雇用創出効果

まず，医療市場について考えてみよう。医療分野は医療保険内の診療や

治療で，2015年度は42兆3644億円と，42兆円の巨大分野となった。需要も年々増加している。

さらに，保険外のヘルスケアビジネスの市場規模と雇用規模は2013年の16兆円，73万人から，2020年には26兆円，160万人，2030年には37兆円，223万人になると予測されている。また，国際的にも世界の医療市場は，2001年から2010年まで毎年平均8.7%で成長している。2010年の市場規模は約520兆円（医療機器約20兆円，医薬品約70兆円，医療サービス約430兆円）と急成長している。

ついで，医療は多くの雇用を創出できる産業であるため，成長戦略に含まれるという点がある。これは，医療が労働集約的な仕事であることが理由になる。そのために，国内では2040年には1000万人以上の人が医療福祉分野で働くと予想されている。

実際，日本においても総務省の労働力調査で，医療福祉関連は2002年から10年間の間に238万人の雇用を創出し，雇用者の増加率は50%を超える。また，マネジメントにしっかり取り組んでいる病院においては，病床数に変化がなくても雇用者数が30%〜50%増加しているケースもよく聞く。

ただ，この雇用創出効果には注意が必要である。医療自体は労働集約的なサービスであるが，普通のサービスと単純に比較できない点もあるからである。

それは，医療自体が生命や人権にかかわるサービスであるために，そのサービス提供者に高度な倫理観が要求される点，最先端の技術を使いこなすスキルが要求される点である。したがって，誰もが行いうるサービスではないという意味では，雇用の創出には一定の限界があるが，逆に医療サービスに携わるための教育が必要といった別のサービス産業との関連も高いともいえる。筆者はこの医療介護分野での雇用創出効果が，今後の日本経済にとっても非常に重要と考えているので，提言をまとめた5章も確認されたい。

産業連関による分析

一方で，京極隆信は『社会保障と経済』（東京大学出版会，2009年）で，医療経済研究機構での産業連関表の分析において，生産誘発効果がサービス部門では平均より高く，さらに生産が所得増を生み，その分消費を拡大し，消費財の生産を誘発するという追加係数を加味した場合，医療分野が全産業平均より高いという。また，雇用誘発効果（当該部門の収入が100万円増加すると，当該産業及び他産業の雇用を何人増加させるかという波及効果）

については，医療分野は全産業平均より高く，京極の粗い試算では約48兆円の市場規模で528万人の雇用創出効果があるという。

このように，この産業としての視点は，雇用拡大の視点も併せもつ。しかし，この点については筆者は多少慎重である。医療における雇用促進効果は確かにあるものの，現実の医療の仕事が苛酷であることを考えると，ある程度の報酬が必要であるが，財源を社会保険や税のみで考えた場合には充分な報酬は見込めないので，どこまで効果があるのかが疑問である。

京極も違う視点ではあるが，社会保険や税を財源とする雇用の拡大のみでは，日本経済全体を維持することは難しいと述べている。

各国の社会保障の変化と今後

医療も社会保障の1つであるので，ここで最近の社会保障に対する各国の考え方の変化をみてみよう。1970年代半ばに英国ではサッチャー，米国ではレーガン，そして日本ではやや遅れて90年代に橋本が新自由主義的改革を行った。そこでは，「福祉国家の再編」「福祉国家の危機」が脚光を浴び，財政が転換期にあることが強調された。

社会保障については，①従来のパターナリズム，福祉の視点に基づく公正重視の大きな政府の考え方と，②上述の改革のような新保守主義に代表される小さな政府の考え方，③社会学者のギデンスの考え方に基づき，1997年から英国のブレア首相，98年にドイツのシュレーダー首相が打ち出した第三の道という3つの方向性がある。

①は，旧来の福祉国家群，すなわち北欧諸国の考え方だ。保守主義は市場万能主義でかつ伝統を重んじる多様な考え方に対して厳しいが，②の新保守主義は，市場万能主義をよりいっそう鮮明にしつつ，比較的新しいことに対して寛容であろうとする立場である。

第三の道については少しわかりにくいかもしれない。この思想は，①と②の中間で，個人が社会保障の一方的な受益者であってはならず，国家は個人の自立を支援するような制度設計を行うものとされる。特に，ブレアの第三の道の改革には，コミュニタリアン（アリストテレス哲学に基づく，ある集団での「共通善」を重視する中道左派的な考え方である。ハーバード大学のマイケル・サンデルが代表的な論客で，個人の権利を重視するリベラリズムやリバタリアニズムに対峙しており，この考えに賛同する人がコミュニタリアンである）の考え方も組み入れられている。

今日の先進資本主義諸国では，公的所得再分配のウエイトが，資本主義発展の初期の段階に比べて著しく増大している。要するに高所得者から低

所得者への再配分の割合が高まっている。これは住民の高負担をまねき，活力の低下をまねくおそれがあるとして，スウェーデンのような，上述した①のタイプに当てはまる国であっても，基礎年金を廃止したりして，自己責任や自己選択を重視するようになってきている。世界のこれからの大きな流れとしては，社会保障を国まかせにしない，言い換えれば自己責任の方向に向いていると考えられる。その結果，国家が社会保障を直接供給する主体から後退し，民間企業やNPOが参入する条件整備を主たる役割とする支援国家へと変容しつつある。

産業と社会保障の衝突

ここに1つの衝突が起きる。すなわち，産業という視点では，より良いもの，差別化されたものを商品やサービスとして売り出したい。すなわち，ケインズのいう不確実な将来の収益を大いに期待して事業に取り組み拡大しようとする気持ちが重要である。その精神をアニマル・スピリッツという。産業界ではアニマル・スピリッツのようなものがその動機になる。

一方で，社会保障という視点からは，このようなものはなかなか医療サービスを提供する動機にはならない。むしろ，「ヒポクラテスの誓い」や「ナイチンゲール憲章」のように，利他的な行為が尊いとされる価値観にある。

ここで忘れてはいけないのは，社会保障と経済発展の両立は新しい概念でも難しい概念でも何でもなく，むしろ，高度成長期の末期に，日本が財政制約が少なくなり普遍主義の社会保障への舵を切ったときに，忘れられてしまった視点であるということである。

経営学と医療

榊原清則の『経営学入門』（日本経済新聞出版社，2013年）によれば，経営学とは特定の領域を対象とする領域学であるという。榊原によれば，その対象は企業であるが，ここではこれをさらに広く非営利組織も含め，組織として考えた方がわかりやすいだろう。経済学との違いはかなり根本的なもので，経済学がある現象が起きた時に経済学的なdisciplineで分析するのに対して，経営学はその現象に関わる組織に焦点を当てていくつかの異なったdisciplineから多角的に接近しようとする。このように経済学と経営学には大きな違いがある。本書でも，経営学の様々なdisciplineを簡単に紹介していこう。

ちなみに，disciplineの語源はラテン語のdiscere（学ぶ）で，一般には訓練とか規律，しつけという意味でよく使われるかもしれないが，ここでは

専門分野やその分野に固有の原理原則，また，学んだことを新しい知識にまとめ，より多くの人と分かち合う活動のことを指す。

医療経営学については様々な分野がある。代表例は経営戦略，人的資源管理，組織論，マーケティング，オペレーションリサーチ（OR），会計・ファイナンス，IT/情報といった分野である。

なお，医療は経営するものではないという視点から医業経営という用語を使う人もいる。これは，現場の課題を経営学の方法で解決しようということになるが，これまでは医療経済学に比べると注目されてこなかった。しかし，マイケル・ポーターのような経営戦略の大御所が医療に関心をもち，『医療戦略の本質』（日経BP社，2009年）といった書籍を出すことでもわかるように，徐々に経営学者も医療に関心をもってきている。

また，経営学の議論は，「効率性」の追求，あるいは患者にとってのよりよい価値の追求という方向性が明確になっていることが特徴である。ここからは，経営学で取り上げるポイントを，簡単に述べておこう。

組織論

医療の組織は普通の組織とは異なる面がある。山崎豊子の『白い巨塔』などでいわれる封建制的な医局制度も，経営学的には問題になろう。

しかし，ピラミッドの組織からフラットで柔構造の組織に転換が進み，スペシャリストがテーマに応じてプロジェクトチームを組み，スピーディかつ効率的に業務を遂行していく時代が来る可能性がある。すでに医療の世界でみられるスペシャリストによって構成されるチーム型組織が，経営にも不可欠になるかもしれない。

考えてみれば，医師は患者を診察するとき，複雑な症例の場合などは，各科の専門医のコンサルティングを受けながら意思決定する。また，治療方針を検討する会議のときは，専門家としての忌憚のない意見が飛び交うことが多く，明らかに企業における会議などよりは柔軟に議論がなされる。従来はこのスペシャリスト集団は，組織上管理が難しく，病院マネジメントの問題点の1つであると考えられていた。しかし，ITなどを使ったマネジメント技術の進歩により，近い未来にはむしろ新時代のスペシャリスト主導のマネジメントスタイルの模範となるものかもしれない。

人的資源管理

2018年の夏に医療業界で最もホットな話題は働き方改革ではなかろうか。最も問題になっているのが，交代制で時間管理が比較的できていた看

護師やその他の医療職と異なる，医師の働き方である。

1998年に過労を原因として研修医が急性心筋梗塞で死亡した「関西医科大学研修医事件」が起きた。過労死訴訟では大学病院の安全配慮義務違反が確定し，また未払い賃金請求も認められるという画期的判決であった。2003年には，通常の勤務時間に加え月200時間超の時間外勤務が恒常化した中で，アルバイト先へ向かう途中に交通事故で死亡した「鳥取大学大学院生事件」が起きた。極度の睡眠不足のため起きたと認定され，大学側に安全配慮義務違反及び不法行為に基づく損害賠償責任を認めた。

現在でもこの状況は改善しているとはいえず，厚生労働省の「医師の働き方に関する検討会」で実施された大規模調査では，病院に勤務する20代医師は1週間で平均55時間程度勤務しており，これにオンコールが16時間程度上乗せされる勤務状況であった。

医師は高度な専門職ではあるが，医師法に記載された応召義務があるなどのために，時間管理を自分で行うことができないという視点で，働き方改革では「高度プロフェッショナル」にも値しない「労働者」ということになる。

ここにおいて，医師に対する人的資源管理（通常は労務管理ともいう）が，病院においてきわめて重要な経営課題になったのである。

マーケティング

マーケティングというと，ものを売るの手段のように思われる人が多いと思う。しかし，本当にそうなのであろうか？　医療関係の皆さんはマーケティングという言葉で何を想像されるであろうか？　やはり，「ものを売ることでしょう？」とか「金儲け」「医療には無縁」などだろうか？　しかしこれらはまったくの誤解といっても言い過ぎではない。

ちょっと考えてみたい。

最近，世間でよく聞かれる言葉に「消費の低迷」という言葉がある。これは皆さんがもう欲しいものがないので，これ以上商品を購入したくない。だから消費を控えているということだ。確かにカラーテレビはあるし，クーラーもある。洋服だって結構な種類をもっているかもしれない。でも本当に欲しいものがなくなってしまったのだろうか？

そうではない。お金を出してまで買いたいものがない，というのが本当ではないであろうか？　そもそも私たちの欲望というものは限りがない。ちなみに，欲望というのは人間しかもたない感情である。たとえば動物は，一定の食欲が満たされれば満足する。これは欲望ではない。

昔は，いろいろなものを生産すれば売れた。しかしながら，現在においては消費が低迷している以上，そういう時代ではないことになる。でもそれは，私たちが欲しいものがないということではないのではなかろうか。むしろ，生産したものが売れない，生産されたものに欲しいものがないということが問題である。

　昔は，生産が消費に追いつかなかった。ヒトがモノを自らの力で生産していた場合を考えてみよう。その時代には，そんなにたくさんのものを作ることができない。その場合には，生産物である商品の取り合いになるわけだ。奪い合いの歴史といってもいいかもしれない。土地などは，モノを作るのに欠くことができないもので，かつ生産ができない。だから，戦争で土地の奪い合いになったともいえる。

　では，どうやって生産を増やしたらいいのか？　ここに1つの回答が示される。その方法は，分業である。経済学者のアダム・スミスが，モノを作るときに，最初から最後までの全工程をすべて1人が行うよりも，ピンを打つのはAさんが専門，その後に機械をはめ込むのはBさんが専門というやり方をしたほうが，ずっと能率がいいということに気が付いた。これが分業の考え方だ。これによって生産は消費を上回るようになった。

　しかし，ここで問題が発生する。パン屋が作り出したパンと，洋服屋が作った洋服，どちらも必要なものだ。でもこれらを入手するためには，交換の場がなければならない。それが市場になる。経済学では，「市場」をシジョウと読むが，ここではむしろイチバと考えたほうがいい。現代でも，イスラム圏や発展途上国で多くみられる，広場で屋台などをやっている，イチバのことだ。

　では，このイチバがあればいいのか，というとそうでもない。ここでパン屋が洋服を手にするには，自分が生産し持っているパンと，洋服屋が生産した洋服を交換しなければいけない。このためには基準がいるのだ。それがお互いの商品の価格だろうし，そこで必要になってくるものは基準としての貨幣だ。

　しかし現代では，いや現代ほど複雑でなくても，お互いに売りたいものを交換することがこんなに簡単には行かないことはわかると思う。売り買いのタイミングもあるし，場所もあるだろう。場合によっては，誰が何を必要とするかもわからないことだってある。商品を生産から消費に持ち込む機能が必要ではないだろうか？　実は，この機能がマーケティングになる。

　となると，マーケティングは現代のように分業や専門化が進んだ世界では欠くことができないものといえる。

そして，マーケティングのもう1つの本質が顧客視点である。したがって，医療といえども，顧客視点が重要なことは言うまでもない。しかし，行きすぎた患者視点も問題であるのは，人的資源管理の項目で述べたとおりである。

オペレーションの改善

効率性を徹底的に追求しているトヨタは，いまや日本に冠たる世界企業である。このトヨタ方式が，病院経営の手法として海外から逆輸入されている。導入にあたってのポイントを2つ挙げよう。

専門化が進み，脳梗塞の患者を扱ったことがないという内科の医師があらわれたとしよう。当然，その内科医はその患者を診ないので，神経内科医あるいは脳神経外科医に負担がかかることになる。

患者の側にも問題はありえる。たとえば小児科医の必要性がいわれるが，小児科医でなければ診断・治療できない病気はさほど多くはない。しかし，患者は専門の小児科医を求める。かくして小児科医はいつも忙しくなる，というわけである。

こういったことで，医師総数がそこそこいても機能あるいは生産性が低くなってしまったというのが現状であろう。これを改善する鍵は，トヨタが開発し導入しているリーンメソッドのように，チーム医療と多能工の概念ではないかと筆者は考えている。

ついで従業員の尊重という点が挙げられよう。病院の組織論を考えたときに，理念型経営や，院長など指導層のリーダーシップが強調されがちではあるが，理念についてくる組織の構成員がなければうまくいかない。

トヨタは強固な経営理念が存在しており，それを全社員が信じて実践し続けているからこそトヨタの強さがある。この信頼感の醸成こそ，経営層による従業員の尊重から生まれるものであろう。

このように，オペレーションにおける経営学の手法も，病院において導入が盛んになっている。

病院の規模の拡大

経営戦略を実行するには，資金面も含めある程度の病院の規模が必要になる。たとえば，米国の著名病院であるメイヨー・クリニックやクリーブランドクリニック，透析機器だけではなく病院経営も行っているドイツのフレゼニウスなどは売上が1兆円を超える。そして，メイヨー・クリニックやクリーブランドクリニックは株式会社ではなく，日本の医療法人同様

に非営利組織であるが，親会社的な組織が全体を統括している。

日本の病院の場合，売上が1000億円を超える法人は少ない。国立病院機構や済生会や日赤など公的な法人では医業収益が数千億円に及ぶ場合もあるが，通常個別病院や県単位での独自性が強く，いわゆるスケールメリットを出しているとは言い難い。

このような中で，安倍首相が2014年1月22日のダボス会議で，「米国メイヨー・クリニックのような巨大ヘルスケア提供機関を作るための持ち株会社制度などを通じて医療分野の発展を促す」と語った。これがいわゆる非営利ホールディングカンパニー構想である。

具体的には，平成25年（2013年）12月25日付の日本経済新聞夕刊に，下記のような記事が掲載されている。

「政府の産業競争力会議（議長・安倍晋三首相）の医療・介護分野の分科会は25日，検討状況に関する中間報告をまとめた。複数の医療法人や社会福祉法人をまとめて運営できる非営利の持ち株会社を認めることが柱だ。病院や介護施設を一体で運営できるようにすることで経営の効率化が見込めるほか，施設の間の役割分担を進めやすくする効果も狙う。

今後，厚生労働省と調整し，政府が年明けに閣議決定する成長戦略の実行計画に盛り込むことを目指す。厚労省も検討に前向きな立場を示しており，2014年中に新制度の原案がまとまる見通しだ。持ち株会社の仕組みが解禁されれば，グループ内の事務や仕入れなどの部門を一本化しやすくなる。

中間報告は持ち株会社を通じたグループ経営ができるように，法人による医療法人への出資を認めるほか，医療法人の議決権を1人1票ではなく出資額に応じて配分するなど定款で自由に決められるようにすることを求めた。グループ内での金銭の貸し借りや債務保証も認めることで，資金調達をしやすくなる環境の整備も訴えた。

保険診療と保険外診療を併用する混合診療の対象を広げるため，再生医療や医療機器の評価組織を14年度中に立ち上げることも盛り込んだ。」

まさに当初は，世界に羽ばたく競争力を重視したものであったが，途中から，下記で述べるように，社会保障国民会議でもいわれていたような地域医療構想と連動する地域医療連携推進法人と形を変えてしまった。

地域医療構想

地域医療構想は迫りくる2025年への対策として構想された。2025年は団

塊の世代が75歳になる年で，医療・介護需要の最大化が起きる。2016年にも地域によっては高齢者人口の減少がすでに開始し，高齢者人口の増加には大きな地域差が問題となる。そのために，厚生労働省では，医療の機能に見合った資源の効果的かつ効率的な配置を促し，急性期から回復期，慢性期まで患者が状態に見合った病床で，状態にふさわしい，より良質な医療サービスを受けられる体制を作ることが必要とし，その機能分化の方向性を，地域医療構想として示していくこととしたのである。

地域医療連携推進法人

地域医療構想は全国のすべての病院に関連するが，今から述べる，地域医療連携推進法人は，地域の医療機関がこの法人を選択してもいいし，選択しなくてもいいとされる。

地域医療連携推進法人とは，図2-9に示すように，二次医療圏内において，いくつかの医療法人を各々の独立性を最大限に尊重したうえで，ゆるやかな統合を図っていこうという仕組みである。この仕組みを使うことによって，地域医療構想に示された高度急性期，急性期，回復期，療養のす

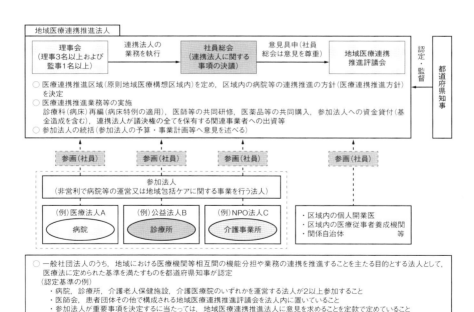

図2-9　地域医療連携推進法人制度の概要
出典：厚生労働省資料

べての機能を1つの法人が垂直統合していくことが可能である。また，医薬品などの共同購入，機器などの共同利用，参加法人への資金の貸付け，債務の保証及び基金の引受け，役職員の人事交流，病床の融通などが行いやすくなる。

　M＆Aでもいいのだが，こういった形でもいいので，病院の規模の拡大が必要と考えられる。

4節のまとめ

　経営学的にみると，オペレーションの質の良さや個別病院の効率性については日本の病院は一日の長がある。一方，戦略としての産業戦略は国が策定するものだろうが，企業が自ら考え出す部分も大きい。そのためには，日本の医療機関はあまりに規模が小さすぎるのではなかろうか。そういった視点で，日本の医療の今後を考えてみた。

参考文献
1）M・E・ポーター『競争の戦略（新訂版）』ダイヤモンド社，1995年
2）M・E・ポーター『競争優位の戦略—いかに高業績を持続させるか』ダイヤモンド社，1985年
3）ジェイ・B・バーニー『企業戦略論［上］［中］［下］』ダイヤモンド社，2003年
4）榊原清則『経営学入門［上］［下］（第2版）』日本経済新聞出版社，2013年
5）近藤大介『未来の中国年表』講談社，2018年

3章

考えられている
対策と見込み

　前章までに述べてきたように，国内では医療費の増加が大きな課題である。しかし一方では，それは医療市場の伸びを意味するし，さらにアジア諸国でも医療市場が拡大しそうだということになれば，産業政策あるいはビジネスの視点では解の種類はそんなに多くない。

　1つは，①現状で得られている資金あるいはノウハウ・資源を新たな分野の開発に回して新市場を開拓すること，もう1つは，②現在の状況を効率化すること，の2つである。実は，これは2章ですでに述べたことを拡大して述べているのに過ぎないが，ここでは個々の医療機関についてではなく，国全体がどのような改革を考えているのかについて論じたい。

　最初に，わかりやすい②について簡単にみておこう。②に関しては，経済重視の政権においては，どうしても痛みを伴う改革は後回しになる。経済成長が医療費の増加を上回れば，医療費の絶対額が増えても問題はないとされるからである。アベノミクスはこの方向の政策である。

　②についてのもう1つの考え方は，現在行われている医療提供体制の中での改革が大変であれば，その範囲外，日本でいえば保険外のところで保険内の医療を代替，あるいは保険内の医療や介護サービスに行きつく前に予防するという解決策が考えられる。これについては本章1節で考えていきたい。

　①については，少なくとも日本の医療界ではなじみが薄い。要するに，どこかで稼いで，全体のつじつまを合わせるという考え方だからだ。しかし，よくよく考えてみれば，この考え方も間違っているわけではない。

　拙著『医療マネジメント』（日本評論社，2004年）から，赤ひげの例を引用しよう。

「赤ひげ」が採算を無視していたかというと，それもまた間違った認識である。経済学的に考えれば，「赤ひげ」は貧しい患者さんからはお金を取らなかったかもしれないが，豊かな患者さんからは高いお金をもらって生計を立てていたことには変わりはない。では，なぜ「赤ひげ」が尊敬を得たかというと，自らの懐に過剰な利益を入れずに，きわめて低い利益率で医療を行っていたからだ。しかし一方では，患者さんを救ったという満足感，そのことによる患者さんあるいは市民からの尊敬の気持ちが「赤ひげ」の金銭以外のモチベーションになっていたことは言うまでもない。

また，経済学の言葉でいうと，「赤ひげ」は個人のレベルで市民の所得再分配を行っていたことになる。

海外でも同じである。国民皆保険制度がない米国やインドでは，同じように医療機関が恵まれない人に無料医療を提供している。一方，日本の病院では，未収金が問題になる。もちろん支払える余力があるのにもかかわらず医療費を支払わないのは問題だが，少数ではあろうが本当にお金がない人でも，医療費の取り立ては容赦なく起きる。

なぜ，こういったことになったのかと言えば，国民皆保険制度によって，制度的に貧しい人を救うことができるようになったからだ。詳細は，前著『医療危機－高齢社会とイノベーション』(中央公論新社，2017年)に詳しいが，医療機関などの医療提供者が自らの気持ちで慈善行為を行わなくても，国の制度で救済されるという仕組みができたからである。

いくつかの近著に述べたので，筆者が皆保険賛成派であることはおわかりいただけると思う。問題はそれを支える財源である。それを国，すなわち国民の拠出している財源(社会保険料と税金)のみにとどめるのか，それ以外に拡充すべきなのか，というのが実は根本的な問題であったのだ。

つまり，医療提供者が自らの存続のために，医療保険以外に収入を求めるのかどうかということである。実際，介護の領域では，すでにこういった介護保険外の領域はどんどん拡大している。また，医療分野同様に，アジアでの高齢化をにらみ国際展開が行われている(図3-1)。

このように，医療者が自らも多少は，医療保険内の領域は社会保障財源なので稼いでいないわけではないが，ほかの領域で稼がねばならないという視点をもつと，眺める地平線はまったく変わると思われる。

それを前提にして，上記の①を考えてみよう。国内では医療費増加が大きな問題である。タイなどでは，一応国民皆保険制度のような形はできているが，そこでの収益のみでは高度医療を行うことはできない。中国ではついこの前までは，農村の住民と都市の住民には明確な差別がある国民皆

3章　考えられている対策と見込み

会社名	期間	海外での主な展開事業				
		介護施設	運営受託	コンサルティング	訪問介護	人材育成
リエイ（タイ，中国）	2003年	●			●	●
ロングライフホールディングス（中国，インドネシア，韓国）	2010年	●	●		●	●
メディカル・ケア・サービス（中国，マレーシア，フィリピン）	2011年	●			●	●
ニチイ学館（中国）	2012年	●			●	●
学研ココファンホールディングス（香港）	2016年			●		

図3-1　海外事業に取り組む介護福祉事業者の一例
出典：厚生労働省「老人保健健康増進等事業　調査報告」，各社ホームページ等を基に作成。参入時期順。

　保険であった。こういった背景があり，海外の患者が「どうせお金を支払うならいい病院（いい国）へ」という動きが起き，逆にそういった需要から，「稼ぐ」という医療ツーリズムが起きていることは理解しておく必要があるであろう。

1　予防と最先端技術

予防の拡充

　予防分野が重要である。予防概念の拡充という意味では，経済産業省がこの分野に積極的に参入してきていることが興味深い。**図3-2**に経済産業省がよく紹介している考え方を示す。この図の言わんとすることは，若いときに健康を保つ，あるいは健康維持に投資することによって，高齢者になってから病気，あるいは病気とまではいえないまでも筋肉が落ちてしまうサルコペニアとか，体力が落ちて日常生活をしにくくなる虚弱（フレイル）といったような状況にならないことを目標としている。

　結果的にそれによって医療費を削減できるといいのだが，医療費が減るという確実な証拠もないため，経済産業省の示すこの図では，医療費は若いときにかける費用と年を取ってから必要になる費用は同じとされている。ただ，普段は若いときはたとえばフィットネスや食生活の変更といったことになるので自費になるし，高齢になり疾病になった場合は保険から支払

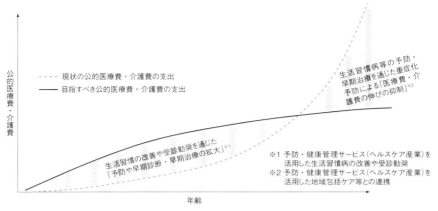

図3-2　予防概念に対する経済産業省の考え方

うので、この考え方を突き詰めれば国全体の財政にはプラスの影響があるということになる。もちろんお金面だけではなく、国民の健康度が上昇するわけなので、後述する「健康経営」ともいえる。

健康経営：経産省の取り組み

同じく、経済産業省は、高齢化社会において社員の健康こそが生産性向上のカギになるという視点で「健康経営」をプロモーションしている。健康経営とは、従業員の健康保持・増進の取り組みが、将来的に収益性などを高める投資であるとの考えのもと、健康管理を経営的視点から考え、戦略的に実践することである。

健康診断の受診率やその後の対応、メンタル障害の予防、残業時間が1月に100時間を超えると健康に障害が起きやすいという視点から、残業時間の抑制、有給休暇の取得の向上などに取り組んでいる企業が増えている。ちなみに、J&Jがグループ世界250社、約11万4000人に健康教育プログラムを提供し、投資に対するリターンを試算したところ、健康経営に対する投資1ドルに対して3ドル分の投資リターンがあったとされている。

そして、いわゆる保険内ではなく、株式市場で健康経営銘柄を選定したり、企業内部から予防の取り組みが起きるように、というのが経済産業省の視点になる。

厚生労働省の取り組み

もちろん、厚生労働省も予防の取り組みに熱心である。厚生労働省の立

場では，2つの取り組みを実施している。1つは健康保険組合，すなわち企業の健康保険組合を通してのものと，国民健康保険組合すなわち地域の保険組合を通してのものになる。もう1つの取り組みとして，地方自治体に直接働きかけることも行っている。

しかし，やはり保険者を管轄している厚生労働省としては，保険者からの取り組みがメインになっている。

予防が重要であるという考え方は古くからいわれている。しかし，オーソドックスな手法ではなかなか生活者は健康意識が高まらない。出版時期が早すぎたのか，すでに絶版になってしまったが，2005年に出版された『健康マーケティング』（日本評論社）という書籍の中で，筆者はこの考え方の健康分野への応用を提唱した。同書の中で，筆者は「ソーシャルマーケティング」という手法を提唱した。

ソーシャルマーケティングとは，公共・非営利組織の社会的キャンペーンにマス・マーケティング手法を取り入れたもので，社会問題の解決法として，あるいは生活者や行政，企業が一諸になって，公共の福祉を実現する手法として注目されている。公衆衛生の分野では，家族計画，性行為による感染症，エイズ，禁煙，生活習慣病対策，アルコール依存抑止などにこの手法が適用可能である。

コトラーは，「ソーシャルマーケティングとは，人びとの考えや習慣を変革するプログラムを企画し，実施し，管理するためのマネジメント技術であり，伝統的な企業マーケティングからのパラダイム変換をめざすもの」と考えている。

ここで，ソーシャルマーケティングが消費者の行動変容につながる手法であることが重要である。その例として，公共広告を考えてみよう。

公共広告は，1960年代後半から米国を中心にヨーロッパの各国でも行われている。エイズや麻薬，禁煙，がんの広告などが行われている。

最近では，動物愛護協会やグリーンピースのような広告にまでテーマは広がっている。ユニセフ（国際連合児童基金）といった非営利組織も積極的に広告を行い，ブランドの確保につとめている。ブランドで寄付が集まるのだ。

もう少し詳しくソーシャルマーケティングについて考えよう。ソーシャルマーケティングでは6Pが提案される。

① プロダクツ（Products）：政府や公共事業体が標的採用者に提供する製品で，たとえば物質的なものに限らずサービスの質，特性，パッケージ，ブランドや安心を含む保証などといった社会的プロダクツのこと。

ここで市場の適合性の決定を行う。

② 価格（Price）：標的採用者が負担するコスト。あるいは，公共サービスに対する生活者の投資（ソーシャル・インベストメント），税金など。

③ 場所・流通チャネル（Place）：プロダクトが標的採用者に採用されるための場面，流通経路，サービスの拠点。

④ プロモーション（Promotion）：広報，広告，営業宣伝員などによる販売促進。これには，マス・コミュニケーション，人的コミュニケーション，インセンティブ（誘因）などがある。

⑤ パートナーシップ（Partnerships）：マーケターは個人，グループ，ボランティア，NPOやユニセフなどの国連機関，環境庁，厚生労働省，文部科学省などの公共セクター，企業，公共広告機構など，同じ社会的目的，アイデア，行動をもつ滞在的パートナーシップを調べ，協働作用を発揮できる関係を成立させる技術を必要とする。

⑥ ポリシー・基本的な考え方（Policy）：公共の福祉を考え，人々の健康的で快適な社会を築くという大前提を共有して，様々な社会問題を解決すべく，コミュニティや社会全体の認知，態度，動機，行動を改革させる。それは，共通の目的を確認し計画される。

　現在，その手法をとってビジネスを展開し，生活者の意識を変えようという企業も増えてきた。公衆衛生学の用語では行動変容というが，これを行おうとしている企業も増えてきている。一方では，全国にプライベートジムを展開するライザップのように，うまくマーケティングをすることによって生活者の健康意識に働きかけ，大きな成功を上げる民間企業も生まれてきた。

ポピュレーションヘルス

　厚生労働省の取り組みの特徴の1つは，データをもっていることにある。つまり，健康診断，特定保健指導あるいは診療報酬の請求データのレセプトのデータを所有しているため，事実に基づいた介入を行いうるのである。それをデータヘルス改革という風に呼んでいる。

　この手法はポピュレーションヘルスとも呼ばれ，1人ひとりの個人に介入するのではなく，集団に対して効率的に介入しようとする方法としても知られている。最近の厚生労働省の健康づくりのアプローチは**図3-3**のようになっており，個別の高リスクの人へのアプローチも行うが，ポピュレーションアプローチといって，集団全体のリスクを下げることを目指してい

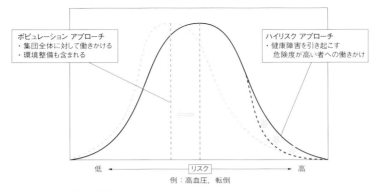

図3-3　健康づくりの手法

る。たとえば，長寿で健康寿命も長いことで知られる長野県のような県が目標になるというわけだ。

重症化予防

もう1つの取り組みとして，疾病の重症化予防がある。つまり，糖尿病や高血圧などの生活習慣病をもっている患者に対して，心筋梗塞や脳卒中あるいは透析への導入といった重い病気，すなわち重症化することを予防しようという取り組みである。

これに対しては保健師や薬剤師が介入することで効果があるのではないかというデータがあちこちで出てきている。特に薬剤師においては，日本には人口当たりの薬剤師が多いということもあり，また薬局数も6万近くあるということもあって，薬局なり薬剤師がより患者と向き合うべきだという考え方が起きてきている。そのため厚生労働省は，「健康サポート薬局」という考え方を導入して，薬局にも，「かかりつけ医」ならぬ「かかりつけ薬局」になってほしいという考え方を明らかにしている。

生活習慣病の薬剤に対しても考え方が変わりつつある。たとえば，糖尿病に対する薬剤においても，単に目先の血糖値を下げたり，1～3か月の血糖値の平均であるHbA_{1c}（ヘモグロビンエーワンシー）を減少させるだけではなく，長期で糖尿病性腎症を予防し透析を導入することを防ぐといったことが薬剤の真の意義であるという考え方も広まってきている。

健康食品でもこういった効果が認められるのではないかといった検証もなされるようになってきており，市場としては停滞しているこの分野の伸びも期待されている。

ただし，現状ではこういった取り組みの問題点は，健康食品やフィットネスクラブ，また先に述べたライザップのような取り組みを除くと，ビジネスになっていないことである。つまり，厚労省や自治体など様々な補助金を活用して行っている会社のほうが多いという点が挙げられよう。

最先端技術：遺伝子診断医療の進歩

　最先端技術については，近著『医療危機－高齢社会とイノベーション』でも多少述べたが，まずは，遺伝子診断・治療，再生医療，粒子線治療に絞って考えてみよう。

　遺伝子診断とは，広くは遺伝子技術を使った診断，狭義には人の遺伝子の異常を診断する技術と定義される。同じように遺伝子治療とは，遺伝子診断によって遺伝子の異常を特定し，その部分を新しい遺伝子と取り替える技術であると同時に，遺伝子技術を使った治療とも定義される。ここでは，近年臨床への応用が目覚ましい遺伝子診断や治療を例にして考えてみよう。

　遺伝子診断は，医療に直結する。したがって，その診断技術が応用できる範囲をどこまでにするのか，いわば応用的・経済学的な視点が重要で，もう1つはその診断を行うためにどの技術を採用するか，どの技術が有望かというテクノロジーアセスメント（費用対効果分析と言い換えてもいい）の視点が重要である。

　たとえば，家族性アルツハイマー病の遺伝子診断には6万2400円（保険部分を除く），成長障害の遺伝子診断には9万5800円必要である。

　また，後述する高額なバイオ抗がん剤の治療効果があるのかどうかを事前に判断するコンパニオン診断も増えているが，これも同じように高額になってしまう。

遺伝子とprecision medicine（最適化医療あるいは精密医療）

　precision medicineという言葉が米国でキーワードになっている。Wikipediaによれば，precision medicineとは「患者の個人レベルで最適な治療方法を分析・選択し，それを施すこと。最先端の技術を用い，細胞を遺伝子レベルで分析し，適切な薬のみを投与し治療を行うこと。2015年1月20日のオバマ・アメリカ合衆国大統領の一般教書演説において，"Precision Medicine Initiative"が発表され，世界的にも注目されている」とあり，NHKスペシャルでも取り上げられたりしている（http://www6.nhk.or.jp/special/detail/index.html?aid=20161120）。

個別の患者の視点や医学の視点で考えると，以上のような解釈になる。日本の場合には，後述する個別化医療という言葉に代表されるように，あくまで個別の患者をいかに効果的に（場合によっては効率的に）診断し治療するかという視点が重視されている。しかし米国では，オバマ前大統領が述べたことから想像されるように，制度の視点や社会的なインパクトを加えて考えている。この動きは非常に大きなものである。現時点では，後述する再生医療よりも大きな影響が起きることは間違いないと思われる。

遺伝子情報は一生変わることがないため，検査結果はヒトの人生を将来にわたって明らかにする有用な情報となる。すでに遺伝子技術を大きなチャンスととらえた世界中の企業が遺伝子検査ビジネスに参入し始めている。インターネット関連のヤフーをはじめ，日本でもDeNAなどが，自社で保有するデジタルデータに関するノウハウを活かして遺伝子解析ビジネスに参入している。なお，このような遺伝子検査の場合も米国に検査を発注していることが大半である。

日本では後述する再生医療に注目が集まっているために，どちらかといえば，遺伝子解析については「民間企業が解析し，適当なことを言っている」，「本当に意味がある異常の数も少なく本流の医学ではない」ような扱いをされることもある。たとえば，2017年12月28日（木）6：00配信 朝日新聞デジタル（アピタル）では，下記のような記事が載る。

病気のなりやすさや体質，生まれつきの能力を判定する遺伝子検査ビジネスをする業者の実態調査をしてきた厚生労働省研究班は27日，情報の保護などを定めた経済産業省の指針を守っているのは56％にとどまるとの結果を公表した。研究代表者の高田史男・北里大教授は，「無秩序に広がっている。まったく根拠のない検査が行われている可能性がある」と話す。

そのような遺伝子の分野であるが，実際には非常な進展が起きている分野でもある。

2013年5月，ハリウッド女優のアンジェリーナ・ジョリー（当時37歳）が乳房の摘出術を受けた。高い確率で遺伝性の乳がんに罹患することが遺伝子診断でわかったため，予防的に行ったものである。「予防的乳房切除術」により，遺伝性乳がんの発症リスクを約90％低下させることができるとされる。健康な乳房を，将来のリスクを回避するため切除するという彼女の行動は世界中にセンセーショナルに報道されたが，このニュースによるもう1つの驚きは，遺伝子診断がここまできていたかということであった。

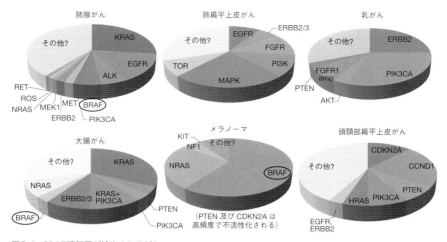

図3-4　BRAF遺伝子が検出されるがん
出典：Garraway LA JCO 2013; 31: 1806-0814

　ちなみに，このがん遺伝子は卵巣がんも高率に発症するために，彼女は卵巣の摘出も行っている。
　遺伝子を構成するDNAの塩基を解析すれば，遺伝子の欠損や異常などによって生じうる病変を予見できる。DNAの特定の部位だけを増幅する検査方法（DNA合成酵素を利用したポリメラーゼ・チェイン・リアクション：PCR）が1987年に開発され，高感度で精確な診断が可能になった。
　さらに，現在では高速度で大量の遺伝子が解析できるようになったために新しい進展が生まれている。たとえば，メラノーマ（悪性黒色腫という皮膚のがん）においては，BRAFという遺伝子が発現している場合がある。この場合には，このBRAFに対しての対策，すなわちBRAFの働きを止めるインヒビターである薬剤を投与する。しかし，図3-4に示すように，このBRAF遺伝子はメラノーマのみならず他のがんにも検出される遺伝子なのである。このような場合にはBRAFが発現しているがんすべて，すなわち図3-5に示すように，メラノーマのみならず大腸がん，肺腺がんなど，臓器別に治験をするわけではなく，この遺伝子をもっている人あるいはがんに対して治験を行うことができる。このようにすることで，製薬会社も，たとえばメラノーマという比較的頻度が少ないがんに対して，さらに症例数が減ってしまうBRAF遺伝子が発現しているメラノーマに効果を証明する治験を行うことは大変であったが，BRAF遺伝子を発現しているすべてのがんに対して治験を行うことで，症例数が増え効率的に効果を証明する

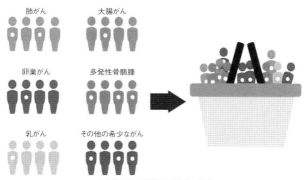

図 3-5　BRAF遺伝子に対する治験のイメージ

ことができる。

　さらに，最近では細胞をもたないDNAの検査を行うことで，出生前診断を行ったり，リキッドバイオプシー（liquid biopsy）といって，血液やがんの中にある液体などの体液サンプルを使ってがんの診断や治療効果予測を行う技術も進歩してきた。旧来は生検といってがん細胞の一部を採取しなければできなかった検査が簡易にできるようになるのである。

　このような診断技術が広がることで，今までみえなかったリスクが可視化される。これは素晴らしいことではあるが，2つの問題を提起する。

　1つは，アンジェリーナ・ジョリーのように運命を受け入れ，対処することができるかどうか，またこういったことの可視化が差別につながらないか，といった問題である。もう1つは，保険の制度設計上の問題である。間違いなくリスクが高い人に対して社会保険や民間保険がどのように対応していくのか，これも非常に大きな問題といえよう。

個別化医療

　以上の動きをもう少し患者の視点からわかりやすく説明しよう。日本では個別化医療という言葉で呼ばれている。これは遺伝子診断に対して，遺伝子治療があるという考え方である。

　個別化医療とは，患者1人ひとりの体質に合わせた医療のことである。患者の視点に立てば，これほどありがたいことはない。このことは，ほかの製品を思い起こせば容易に理解できる。たとえば，自分の体型に完全に合ったスーツは着心地がよいであろうし，パソコンなども自分用にあつらえていれば心地よい。

この個別化医療は，まず薬剤の使用の部分で始まった。薬物は効果がある反面，副作用も起きる。副作用というのは正しく薬剤を使用していても現れるもので，薬剤の間違った使用や事故から起きるものではない。それを防ぐためにコンパニオン診断という概念が生まれた。

　コンパニオン診断とは，医薬品の効果や副作用を投薬前に予測するために行われる臨床検査のことである。薬剤に対する患者個人の反応性を治療前に検査することで，個別化医療（もしくはオーダーメイド医療）を推進するために用いられる。前項で述べたがん遺伝子の診断がこれにあたる。また，薬剤の代謝を行う酵素の遺伝子を調べることで，薬剤の投与量を加減して副作用を防ぐことができるといった利用方法もある。

　このように患者にとってはメリットが多いのだが，この前提には費用負担の問題が完全に抜け落ちていることを忘れてはならない。すなわち，日本でいえば7割の医療費が医療保険から給付されているという前提のもとであるということが重要である。つまり，すべての薬剤に対する反応性がわかったとしても，それをすべての人に行うことは，医療保険の範囲内で行うことは費用を考えると難しい。

再生医療

　再生医療の話に入る前に，細胞医療との違いにも触れておかねばならない。日本では広告も含め非常に華々しくみえる細胞を使った医療の一部は，再生医療ではなく細胞医療であるからである。もちろんこれは，ここでいう細胞医療にも効果が認められるという論文もみられ，細胞医療が間違った治療であるといっているのではない。

　再生医療の定義は，国立医薬品食品衛生研究所のサイトによれば，「生きた細胞を組み込んだ機器等を患者の体内に移植等すること又は内在性幹細胞を細胞増殖分化因子により活性化／分化させることにより，損傷した臓器や組織の自己再生能力を活性化することで失われた機能を回復させる医療（広義）」，「患者の体外で人工的に培養した幹細胞等あるいは幹細胞等から人工的に構築した組織を，患者の体内に移植等することで，損傷した臓器や組織を再生し，失われた人体機能を回復させる医療（狭義）」とある（http://www.nihs.go.jp/cbtp/sispsc/html/index.html）。

　広義の定義は，細胞医療も含んでいると考えられるが，ここでは細胞医療と再生医療とを区別しておきたい。現在行われている一部の治療，つまり細胞そのものを患部に移植し，正常な働きをする組織や臓器に再生させるもの，たとえば取り出した細胞に対して何ら処置を加えていない，たと

えば膝関節に対しての脂肪幹細胞の注入などは細胞医療としておこう。

　ここで区分した理由は，米国FDAの考え方があるからである。つまりFDAでは，患者の人体から取り出した幹細胞に対して何らかの処置を加えて，再び患者に戻す治療を再生医療とし，FDAへの届け出を求めているからである。

　再生医療の代表で2017年8月にすでにFDAに承認されているものが，CAR-Tによる治療である。まずベースには患者の免疫細胞を取り出し，がん細胞を攻撃しやすいように遺伝子改変を加えることがある。つまりここで定義している再生医療になる。そして，その細胞を再び体内に戻すのがこの治療法である。

　CAR-T細胞は，腫瘍において過剰発現するCD19，CD133，Her-2，EGFR，VEGFR-2，メソテリンなどの様々な腫瘍抗原をターゲットにするように改変されたT細胞である。つまり，CAR-T細胞はがん細胞を含む細胞を特異的に攻撃する。現在の適応は，血液がんであり，固形がんへの拡大も期待されている。

　驚くべきことに，この治療は奏効率が高い（1回の治療で済み，患者の8割に効果を示した）ということもあったのであろう，この治療を開発した製薬会社のノバルティスは，この治療が効果があったときのみ費用を支払ってほしいという承認の条件を付けている。ちなみに，この薬剤は小児・若年者の急性リンパ性白血病の新薬「キムリア」で，治療費用は米国では47万5000ドル（約5300万円）である。これは患者向けに成功報酬制度を導入した例であり，1か月後に腫瘍が検出されない場合に効果があったとみなして，薬価の支払いを求める。

　もちろん，このような分野の未来がすべて明るいわけではない。同じく成功報酬型で遺伝子治療を行おうとしているグラクソ・スミスクラインは，2016年にアデノシン・デアミナーゼ欠損による重症免疫不全症を治療する薬剤であるストリムベリスの承認をヨーロッパで得た。治療費は66万5000ドルで，患者が治癒しなかった場合の返金保証に合意していた。ストリムベリスは，修正した遺伝子を使って，子供の骨髄を正常な状態に修復する遺伝子治療法であったが，2016年の承認からおよそ1年後の2017年5月までに，ストリムベリスを使って治療をしたのは一度だけであったという。なお，患者人口は世界で小児350名と推定されている。言うまでもなく費用が高額であるという点と，治験に参加すれば無料であるという点があったといわれる。これは，希少疾患に対する高額な遺伝子療法がビジネスとして成立するかを問いかけているといえよう。ちなみに，米国においては，

ノバルティスの「キムリア」の対象となる患者は年間300人になるだろうとされている。

日本での再生医療

日本でも再生医療への試みは進んでいる。幹細胞を使用した再生医療については，1981年にマウスの胚から胚性幹細胞(ES細胞)，1998年にはヒトES細胞の作製に成功した。そして2006年，京都大学の山中伸弥教授(2012年10月にノーベル生理学・医学賞受賞)によってマウスの線維芽細胞(皮膚細胞)から初めてiPS細胞が作られ，その後，2014年9月に，世界で初めて加齢黄斑変性患者に対してiPS細胞を用いた移植手術が行われるなど，着実に成果を上げている。そのほか，再生医療ベンチャーのセルシード社による心筋再生パッチなどの開発も進んできた。

さらに，2014年11月に「医薬品，医療機器等の品質，有効性及び安全性の確保等に関する法律」(旧薬事法)と併せて，「再生医療等の安全性の確保等に関する法律」を施行し，再生医療等の安全性の確保に関する手続きや細胞培養加工の外部委託のルールなどを厚生労働省が定めた。俗に「再生医療新法」というが，日本での再生医療の発展を期待したものである。

結論として，日本では医薬品に近い大きなビジネスになるような再生医療はあまり行われておらず，遺伝子治療同様，目の前の患者に対応する再生医療が研究の中心になっているといえよう。

粒子線治療

最後に粒子線治療について述べたい。もちろん，この分野についても大きな進展があるし，日本においてはこの分野の技術が優れている。放射線治療もがん治療として有力であり，世界的に普及している。しかし，日立製作所や東芝など日本の会社は，診断機器に注力し，治療機器の研究開発を行ってこなかった歴史がある。そのために高付加価値の医療分野の中でも，最も付加価値が高い分野の果実を得ていなかったともいえる。

そこに，重粒子線や陽子線治療ががんに効果的という知見が増えてきた。この分野は，日本企業が得意な分野であったので，三菱電機や日立製作所をはじめ，日本企業が参入している。ただ，治療費が非常に高額なので，どこまで普及するのかは疑問が残る。

たとえば，小児がんの陽子線治療と手術が難しい骨のがんの重粒子線治療は有効性が示されたとして，全額保険適用になっているが，その他の粒子線治療は，限局性固形がんの場合にのみ混合診療の適応で，自費部分の

みでも300万円かかる。それ以外の場合には，診断も含めてすべて自費になってしまう。

公的医療保険が適用される診療を正式には「保険診療」，適用されないものを「自由診療」という。日本の医療制度では，両方を組み合わせる「混合診療」を原則として認めていないために，これらを組み合わせて診療を行うと，公的医療保険がきく診療もすべて全額自己負担となる。これらは，新規の技術に対してむやみに保険診療にすると，医療費が高額化するということから設けられた措置であり，今後拡大が予想されている。海外展開の様子は後述する。

限局性固形がんに対する粒子線治療も，混合診療が認められている例外で，高度な医療技術そのものに関する費用は全額自己負担となり，診察や検査，注射などに関しては公的医療保険が適用される。

MDアンダーソンと日本の技術

MDアンダーソン病院（**写真3-1，3-2**）は"U.S. News & World Report"のベストホスピタルに14年間で11度選ばれており，がんの分野ランキングで1位の病院である。なお，MDはmedical doctorの略語のMDではなく，このテキサスメディカルセンターの土地を寄付した創設者ともいえるMonroe Dunaway Andersonの名前の略である。

当初は1941年にヒューストン市北郊のテキサス医療センター内に民間施設として作られたが，途中でテキサス州立大学の付属施設となった。現在では国内に45の総合がんセンターがあるが，国内で初めて設立された総合がんセンターの3箇所のうちの1つである。その後，このがんセンターは急成長を遂げ，現在では，がんの治療，研究，教育，予防を専門とする世界最大規模のがん治療施設としての地歩を確立した。

2015年度の統計数値としては次のようになる。

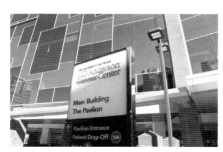

写真3-1　MDアンダーソン病院

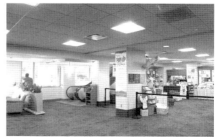

写真3-2　MDアンダーソン病院の内観

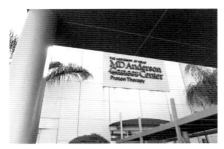

写真3-3　日本の技術の陽子線センター

年間患者数：13万5000人

治験登録者数：9400人

職員数：2万1000人

教授：1714人

ボランティア数：3100人

入院患者数：2万8167人

平均病床数：665床

外来診療，治療，手術：約144万件

診断画像件数：約53万件

手術時間：6万9506時間（件数ではなく，時間で評価することにしているという）

　医師の扱いは勤務医で，公務員のためほかの病院で手術などを行ってはいけない。これは州立という位置づけだからだそうである。州立のメリットとしては，テキサス州立大学の一部でもあるので教授という肩書がつき，臨床だけではなく研究や教育にもバランスよく時間の配分を行えるということである。

　日本の技術でいえば，2006年にオープンしたプロトンセンターがある（**写真3-3**）。陽子線治療機器を3台所有している。これは米国で初めてのもので，日本企業である日立製作所製である。ここでは現在1日70〜100人の治療を行っており，メディケアの保険適応になっている。米国では陽子線治療は徐々に広がってきており，日立の製品はメイヨー・クリニックや，St. Jude小児病院などの大手病院に普及しているが，バリアンなどの米国製もその他の病院を中心に普及してきているという。

2 医療ICTとAI, ビッグデータ

医療の診断はAIで可能か？

　AIには将棋，囲碁でもすでに負けている。最近では，囲碁については定石をまったく教えなくても，独自の対局で最強になったAIまで現れた。

　オックスフォード大学のオズボーン准教授は，2014年に「雇用の未来―コンピューター化によって仕事は失われるのか」という論文を発表し，米国労働省が定めた702の職業をクリエイティビティ，社会性，知覚，細かい動きといった項目ごとに分析し，10年後の消滅率を仔細に試算した。この論文では，10～20年後には702の職業のうち47％が機械によって代わられるとされたが，さらに野村総合研究所との共同研究10年から20年後に，現在，日本で働いている人々のうち49％の職業が，機械や人工知能によって代替することが可能だとする分析結果を発表した。ちなみにこの報告では医師は代替しにくい職業になっている。

　一方，米国の大規模調査では，全体の52％が「ロボットに取って代わられる仕事はあるものの，仕事を奪われるという事態にまではならない」と回答したという。(http://www.pewinternet.org/2014/08/06/future-of-jobs/)

　医療関連のAIに関しては，まず「画像認識」関連の技術が急速に進化している。CTやMRIによる画像から病態を判別する能力は，少なくとも速さの面では近いうちに人間を上回るだろう。

　画像に加えて，「診断」そのものの能力も大きく変わる。たとえば，患者が腹痛を訴えると，医師は頭の中に「この場合はこうであろう」というフローチャート（樹形図）を（意識しているかどうかは別にして）描き，問診や検査結果などの情報を加味しながら最終的に病名を判断する。従来の診断支援ツールは，この考え方にのっとっていた。

　ところが，情報の中から特徴を見つけて自ら学習するAIの「ディープラーニング（深層学習）」が普及することで，フローチャートのような仕組みを超越して答えを導き出すことになる。こうしたAIが普及すれば，診断能力はきわめて高くなるだろう。しかし，まったく人の力が不要になるかどうか，ここは難しい。詳しくは後述したい。

　さらに，AIの技術の1つである自然言語処理の進歩で，構造化されていないテキストデータがほとんどの電子カルテや看護記録などから，構造化

されたデータベースを作成し，そのデータベースをもとに分析を行っていくことも可能である。

ワトソンを使った取り組みと限界

実際，米IBMのコンピューター「ワトソン」は，学会で発表された膨大な論文あるいはガイドラインを記憶し，学習している。

ただし，AIがすべての答えを出してくれるわけではない。実際の医療現場では，患者が何を求めているのかをつかむことが非常に重要になる。正確な診断を知ることは大事だが，自分の治療方針をどう決めるか，つまり自らの人生をどう生きるのかを決定するのは患者自身である。これは主観的なものであり，AIはその解決策を出せない。高齢社会が一層進む中では，こうした点で医療従事者にとって患者とのコミュニケーションがますます必要になる。

最後に，「治療」の分野ではすでに実用化されている手術支援ロボット「ダヴィンチ」のような機械がより高度化されてくると思われる。しかし，手術は直接，患者の命にかかわる治療であり，行為に対する責任の所在が問題となる。その意味で，治療をサポートするための先端技術は大きく進むが，AIを導入しすべてを機械に任せるようになるのは，かなり先になるのではないだろうか。

ちなみに，鉄腕アトムのような人型ロボットの頭脳のような汎用AIの完成は2045年といわれているが，この段階では，まったく違った状況になっている可能性はある。

ICT医療の拡大

ICT医療の領域には大きく分けて，①情報源としてのICT，特にインターネットを利用した分野と，②医療機関のICT化との2種類に分かれる。

このなかで，前者の①のビジネスは患者や消費者向けのBtoCと，医師や医療機関向けのBtoBに分かれる。このうちBtoCにはかなり早期から疑問符がついていた。簡単にいえば，消費者が情報にお金を払うつもりがあるのか，という視点である。また，近年，医療関係の情報源として信憑性が薄い情報を出したりしていた企業の例も散見された。

一方のBtoB（D to D）であるが，上場企業のエムスリーが代表例であるが，医師や医療従事者への情報提供は，非常に大きなビジネスになっている。さらに後述するように，専門からかかりつけ医へといった情報提供も今後大きなマーケットになる可能性がある。

ICTを使った情報共有

　　医療や介護サービスを受ける患者が同じであっても，医療や介護サービスを提供する組織が様々であることが問題になっている。つまり，ワンストップでサービスを受けることができない。この典型例は米国である。それは，専門性が極端に重視される国であるがゆえに，「サイロ化」とも批判されている部分になる。

　　日本の場合には，そこまで連携が悪いわけではないが，やはり専門分化，機能分化の動きが起きている。地域医療構想における病院の区分で，「高度急性期」「急性期」「回復期」「療養」と病院の機能が区分されるようになっていく。そこで基点になるのは生活者になるが，通常の商品やサービスと違って，医療の場合には診断や治療を受ける背景には膨大なデータが必要である。

　　コンビニでの購買では，せいぜい過去の購買履歴から判断されるプロフィールからの購買行動がデータとして蓄積される程度と思われるが，こと医療分野になれば，種類は膨大であり，患者の名前，性別，人種，対応言語，アレルギー，投薬，投薬に対するアレルギー，喫煙の有無，予防接種歴，通院歴，身長・体重・血圧・BMIといった簡単なバイタルサイン，さらには薬局からのデータ，薬剤データ，患者の問題リスト，検査結果，放射線科のレポート並びに画像，病気の診断名，行われた手技，認知力，もし入院したことがあれば退院のときの指示及びサマリーなどがある。

　　前著『医療危機－高齢社会とイノベーション』で，国のICT化政策で有名なエストニアの例を紹介したが，ヨーロッパでは国や州の単位で医療ICT化が急速に進んでいるようだ。以下にスペインの事情を紹介したい。スペインというと，通常はギリシャについで経済破綻を起こしそうな国，ラテン系でいい加減な国民性，シエスタで昼にも寝ている，といったイメージが強いと思われる。しかし，そうでもないのである。

スペイン医療のICT化

　　カタルーニャ州の電子カルテ導入状況は非常に進んでいる。病院は92%が導入し，開業医は100%導入している。このように普及していくためにはTIC Saluteという組織の存在がある。この組織は2006年にカタルーニャ州政府に作られた。

　　その後，カタルーニャ州の人口750万人に対して，電子カルテの統一の努力がなされた。現在は政府の外郭の企業により電子カルテが統一されている。そのため患者は，医師との間でメールでのやり取りが可能だったり，チャットでやり取りをすることもできる。また，産後ケアではSkypeを使

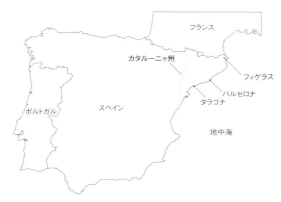

図3-6　カタルーニャ州の位置

用することができる状況である。

　もちろん直接訪問して予約することもできるが，電話やインターネットで可能であるし，予約に関しては，人手を介さなくても自動的に医師の電子カルテ画面に入力されていくという。電子カルテの普及により，州政府でドクターのパフォーマンスをチェックすることが可能になっている。そして，英国のようなペイフォアパフォーマンス（P4P）のように，インセンティブを各ドクターにつけているという。

　病院に関しては，開業医ほど電子カルテの統一は簡単でなかったという。病院については電子処方箋が2007年に導入され，2010年に完成した。画像も2008年に導入され，2011年に完成した。その後，病院同士がやり取りできるように電子カルテが改良され，公的病院では現在は可能になっている。さらに徐々に皮膚科や眼科を中心にテレメディスンが導入されてきている。今後の目標としては，モバイルヘルスということで，様々なスマートフォンと連動したアプリケーションを電子カルテに組み込んでいくといわれている。

　公的病院と異なり，民間病院にはこのような電子カルテは導入されない。民間病院の役割としては，ウェイティングリストの解消や，個室のようなハイアメニティのホテル的な医療環境の提供と棲み分けが行われている。

　患者ポータルの画面からは，医師とのチャットやメールのやり取り，病院や診療所の予約が行える。さらに健康的な生活を送るためのアプリケーションもいくつか導入され，今後，医師と共有化される方向である。このサイトに生前遺書を記入し，医師に管理してもらうことも可能である。

　さらに，スペインではビッグデータが蓄積されて，様々な分析，研究も

行われつつある。罹病率のデータやリスク調整した病院ごとの医療レベル
も開示され，公開されている。

　そのようなことをすると，病院間の格差が明確になってしまうのではな
いかという問いについては，そもそもすべての病院がすべての難しい治療
をできるわけではないだろう，最初から差というか機能分化がある，とい
うきわめて現実的な答えが返ってきた。

米国の例：Healthix

　Healthixは全米で最大規模の公共非営利の医療情報交換組織（Health
Information Exchange：HIE）である。組織の起こりは2005年にさかのぼる
が，統合を重ね，現在のHealthixは2012年にできた。その後も統合を重ね，
現在ではニューヨーク市全域と近隣のロングアイランドの地域の病院から，
病院，長期ケア施設，亜急性医療施設，医療保険会社，小規模地域保健セ
ンター，開業医，診療所まで約4400施設とつながり，登録患者数は1600万
人となっている。従業員は少なく55名の組織である。また他の公共／民間
HIEと接続し，データを共有しており，この中でも重要なパートナーは
SHIN-NY（Statewide Health Information Network for New York：ニューヨー
ク州全土の医療情報ネットワーク）である。

　ほかの州，たとえばインディアナ州，ミシガン州，オハイオ州，カリフォ
ルニア州，ネバダ州などでも同様の試みはなされているが，ここでの取り
組みが規模において全米最大である。ただし，インディアナ州などのよう
に，ほかの州でのデータとの共有は行われていない。

　なお，データ共有について，医療者は特に新しく入力するといった手間
はかからない。患者が直接アクセスすることができない点が，『医療危
機 – 高齢社会とイノベーション』で詳述したエストニアや上述したバルセ
ロナの取り組みとは異なっている点も興味深い。

　これによってより容易かつセキュアに（高セキュリティー環境で）患者ケ
アが医療従事者間で連携できる。個人情報はオプトイン（事前に利用者の
承諾を得ること）で許可を取っている。情報共有，連携体制により，患者
ケアの品質やスピードの向上ばかりでなく，不必要な検査の重複を避ける
こともでき，コスト削減にもつながる。実際に2017年10月には，4万8125
件の患者サマリー，3470件の電子カルテが会員によって閲覧された。もち
ろん，ケアを提供する会員の間での直接のメールなどでのやり取りも行わ
れる。

　収集管理されたデータをもとに行動を起こすこともこの組織の特徴であ

る．たとえば，かかりつけ医には当該患者がどこかの病院のERを受診したら，あるいはナーシングホームに入所したら，といった情報がリアルタイムに連絡される。患者が万が一死亡した場合にも情報がメールで送信される。2017年10月において，医療機関から患者データに18973回のアクセスがあり，逆にこういった情報が90万4646件配信されている。

また，収集したデータの予測分析によりPopulation Health Management（PHM）という観点から，地域の人口の慢性疾患の予防から予後までのリスクの低減化に活用もできる。

現在は，ニューヨーク州政府の補助金事業として行っており，無料であるが，どこかの段階で持続可能な事業化を求められるか，そういった要請があるかもしれないということであった。

後れを取った日本

実は，電子カルテの導入自体については，日本は決して，今述べてきた国に比べて遅くはなかった。しかしながら，普及対策がバラバラであった。英国のように国策として電子カルテを導入したり，米国のオバマケアのように電子カルテの導入に助成金をつけたり，スペインのカタルーニャ州のように州が補助金をつけたりしたわけではなかったために，その後の導入のスピードは決して早くない。

地域での医療あるいは介護連携のための診療情報の共有化の取り組みも，かなり早期から行われているが，ほとんどが補助金授業であり，収益の担保がなかったために補助金が切れると終わりになる例が散見される。もちろん，現在でも長崎の「あじさいネット」，大分の臼杵の「石仏ネット」のように継続しているものもあるが，諸外国と比べると規模が小さいのが現状である。ただ，近年，広島の「HMネット」，岡山の「晴れやかネット」のように多くの医療機関が参加している例も生まれてきており，今後の展開が期待される。

ただし，いい面としては，日本の場合には医療も医療提供者が民間が主になることが多く，介護も民間が介護サービス提供していることが大半のため，現場での医療介護連携の取り組みは諸外国に比べて進んでいることである。つまり，多くの国では介護サービスは行政が行うことが多く，医療サービスが民間であったりしても連携があまりとられていない。また，医療サービスの提供主体が行政であったりしたとしても，行政の縦割りのために連携が取られてないことが多い。この介護まで含めた連携がうまくいけば，超高齢社会である日本での長所になろう。

ICTを使った遠隔医療

遠隔医療は後者，つまり医療機関のICT化の1つであるが，電子カルテもかなり普及した現在の医療機関において，へき地医療の要として導入されてきている。1997年に離島山間部僻地で，2003年には安定期にある慢性疾患患者の一部で遠隔医療が可能になっている。

さらに，2015年8月10日の厚生労働省の通達では，「直接の対面診療を行うことが困難である場合」として「離島，へき地の患者」を挙げたが，これは「例示」だとした。すなわち，遠隔診療の対象を離島やへき地の患者に限る必要がないことを明確にしたのである。その後，規制も再度加わったが，拡大の方向である。

遠隔医療には2つの形式が存在する。医者が画像をみたりして患者にリアルタイムで診療を行う方法と，そうでない，つまり医師と医師のやり取りを行うものの2種類である。

前者の遠隔医療が一般の遠隔医療のイメージであろう。この分野において遅れていた日本でもようやく動きが出てきて，診療報酬で評価されるようになってきた。

さらに，最近ではロボットを遠隔操作したりする手術の試みも出てきた。

後者の遠隔医療は患者の皮膚の写真・エックス線写真や病理のデータで専門医が診断したりするものであるが，こちらはすでにかなり普及しつつあるし，前に述べたように大きなマーケットである。

高齢社会を支えるICT

このように，医療分野のICT化は必ずしも迅速ではない日本であるが，超高齢社会の対策としてのICTの活用はかなりのものがある。

高齢社会を支えるという意味では，ICTを活用した見守りシステムも注目される。非接触型といわれるセンサー，あるいはウェアラブル端末を利用したものなど，多くが開発されている。

そこで提案だが，病院などの医療機関が事業として高齢者の見守りを本格的に行ってみてはどうだろうか。配食などの各種サービスを組み合わせる形で，システムの普及を進めることができよう。

特に，政府は現在，住み慣れた地域で住まい・医療・介護予防・生活支援などのサービスを一体的に提供する「地域包括ケアシステム」の構築を推進している。どのような形で実現するのか，地域の実情に応じて姿は異なるだろうが，その議論の中で，ICTを活用した見守りシステムの導入を積極的に導入することが，地域包括ケアシステムを成功させるカギの1つと

もなろう。

医療データの集積：レセプト情報・特定健診等情報データベース（NDB）やNational Clinical Database（NCD）の取り組み

これまで述べてきたように，医療情報のリアルタイムでの共有化，及びそれによる医療の効率化といった点では，日本は決して進んでいるとはいえない。しかしながら，国民皆保険制度により診療報酬の明細であるレセプトデータが電子化されているために，非常に膨大な量の貴重なデータを収集しているといえる。また，学会が1つにまとまっているために，学会主導での臨床データも蓄積されている。言い換えれば，構造化されたデータの蓄積は日本が進んでいるといえよう。

NDBはレセプトと特定健診の結果に関する国のデータベース，NCDはもとは外科系学会が主催する診療の民間データベースであるが，数が膨大なのでいわゆるビッグデータの扱いになる。これらは日々，研究・開発が進められている。日本は国民皆保険制度のもと，健康に関する個人情報が他国に比べて非常に多く集積されているため，開発環境は恵まれているといえる。また，薬の支払いに関するレセプトデータなどもデータ化されている。

それに比べて，電子カルテなどに記録される治療データの集積が少ないことが問題として指摘される。厚生労働省は2006年から既存システムを活用しつつ，地域医療連携に必要なデータを既存システムから抽出し，標準化して情報交換を可能とするしかけ（SS-MIX：Standardized Structured Medical Information eXchange）の取り組みを開始した。レセプトと健診，治療のデータをリンクさせたシステムが整備されれば，健康に関する日本のビッグデータの解析・活用は，世界トップクラスになる可能性がある。

また，医薬品や医療機器の審査を行っているPMDAもMid-netという名称で国立大学病院や徳州会病院グループの協力のもと，400万人規模の薬剤の安全性データベースを構築している。

3 費用対効果分析の導入

医療経済学の必要性

医療を支える学問が医学，看護学，薬学，状況によっては法学といった

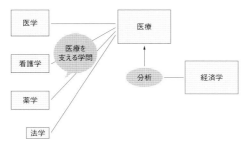

図3-7　医療をめぐる学問（中公新書 『入門医療経済学』より）

学問だとすれば，経済学は今まで出番が少なかった。図3-7に示すように経済学は医療を分析する立場である。しかし，医療がいかに医学などの学問の応用であり，診断や治療のための医師の裁量権が大きいとはいえ，今までのように自由に患者のために治療をすることができない時代になってきた。

　これは財政面の制約による。つまり日本のような国民皆保険という仕組みの中でできる医療と，できない医療が生まれてきたのである。こういった分析を科学的に行うために，医療経済学が必要とされる。医療経済学の中でも，どこまでの医療を保険の中で，どこまでを保険外で行うのか，あるいはそこまで明確に区分けしないまでも，もう少し命の値段を明確にしなければならないという動きが出てきた。

命をお金で測ること

　医療経済学（Health Economics）の分野は，それこそマクロの医療費である国民医療費の分析から，個別の疾病に対する費用まで多岐にわたるが，その中でも1つの重要な分野は，費用効果分析で医薬品の価値を評価することである。

　最近の資本主義の発達によって，多くのものが数字，とりわけお金の価値に換算されることが増えてきた。収益還元法という言葉を聞いたことがあるだろうか。これは不動産の価値を測るときに，その生み出す金銭からその価値を測るという方法である。

　たとえば，家賃が月に10万円のマンションがあれば，年間の家賃は120万円になる。利回りとして5％が適当であれば，120万を5％で割って，2400万円がそのマンションの価値であるといった計算方法である。

　逆に，日本には土地は祖先のものとか，守り神がついているといった考え方もある。いまだに，ある土地にビルを建てるときにはその守り神の鎮

魂をするといったことを行うこともある。土地において，このような非合理的ともいえる考え方が色濃く残っている以上，人の命に至ってはなおさらであろう。

「現在価値」という概念もある。簡単にいえば，将来得られる金銭的な利益を鑑みて現在の決定を行うという考え方である。専門的には，発生の時期を異にする貨幣価値を比較可能にするために，将来得られる（だろう）価値を一定の割引率（discount rate）を使って現時点まで割り戻した価値を「現在価値」という。

たとえば，割引率が年5％のとき，1年後にもらえる1万円は，現在の10000/1.05 ＝ 9524円と計算する。お金を危険（リスク）がまったくない金利が5％であるとすれば，その数字を割引率として使うことが多い。企業を買収するときなどに使う考え方である。

これは欧米や日本のビジネススクールでは必ず学ぶ考え方であるが，この考え方を土地と同じ理屈でいえば，ある人が年間に稼ぐ給与を累積していって，先ほどの現在価値を割り出せば，その人のその時の値段，言い換えれば命の値段を計算することも不可能ではない。しかし，ここまで露骨に命に値段をつけることには，多くの日本人は抵抗があるのではなかろうか。

各国の動き

そうはいっても，実際には多くの先進国でこの費用対効果の考え方は使用されている。米国は医療費が高く産業的な医療なので，この考え方はあまり使われていないが，ヨーロッパでは英国を筆頭にスウェーデン，オランダ，ドイツ，フランスやオーストラリアで，またカナダでもこの考え方が導入されている。どちらかというと，医療費を抑制したい国に多い考え方である。

このような国々での導入の歴史を**図3-8**に示す。驚いたことに，最も早くHTA（health technology assessment：医療技術評価）の考えを導入した国は，一般的には福祉先進国として知られるスウェーデンである。スウェーデンでは歯科，医療機器，薬剤などの費用に対して保険（正確には税金によるユニバーサルヘルスカバレッジ）で償還するかどうかの判断を行っている政府機関がある。これはスウェーデン語でTLVといわれるが，ここではベルギー，デンマーク，オランダ，ノルウェー，スイス，英国，ドイツ，フランスなどのヨーロッパ19か国の薬剤の値段の比較も行っている。ついでカナダ（Canadian Agency for Drugs and Technologies in Health：CADH も同様の取り組みをし始め，オーストラリア（Pharmaceutical Benefits Advisory

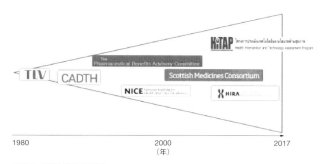

図3-8　HTA導入の歴史

	費用対効果評価制度導入時期[1]	基準値[2]
ポーランド	2005年	1人当たりGDPの3倍/QALY
アイルランド	2006年	45,000ユーロ/QALY
スロバキア	2010年	平均賃金の24倍/QALY

図3-9　ヨーロッパのHTAにおける基準値
※支払い意思額の調査を元に設定したことが確認されている国はない。
※1：平成25～29年度厚生労働科学研究「医療経済評価を用いた意思決定のための標準的な分析手法および総合的評価のあり方に関する研究」より
※2：出典
・Rhe Reimbursement Act 2012（ポーランド）
・Fremework agreement between the Irish pharmaceutical healthcare association ltd and the department of health and the health service executive on the supply terms. conditions and prices of medicines（アイルランド）
・The law Nr. 363/2011（スロバキア）

Committee）もそれに追随し，現在では韓国，タイなどアジア新興国でも導入されている。また，ヨーロッパのいくつかの国では，図3-9のように支払える金額を決めている。

　詳しくは後述するが，日本でもよく話題になっているし，筆者も，これも時期尚早で絶版になってしまったが『命の値段はいくらなのか』（角川書店，2013年）で詳細に紹介した英国の組織であるNICE（National Institute for Clinical Excellence：英国国立臨床評価研究所）はこれらの国と比べると起源は新しい。ちなみに，英国はスコットランドとウェールズにおいて多少医療制度が異なるが，スコットランドでも同様の仕組みを導入し始めている。

　もちろん米国でも医療費の抑制は大きな問題だが，公的な制度が乏しい米国においては，前著『医療危機－高齢社会とイノベーション』で触れたように，国からというより医療提供者側からの改革を中心に行っている。

日本でもこういった動きがないわけではない。2017年6月30日配信の共同通信によれば，下記のような例ももある。

「日本赤十字社医療センター（東京）は30日までに，5月に保険適用が決まった抗がん剤「ザルトラップ」について，治療で原則使用しない方針を決めた。同じ効果で約半額の既存類似薬があり，割高な新薬を使うメリットはないと判断した。薬価が高いことを理由に医療機関が使用を差し控える決定をするのは異例である。

　がん治療薬「オプジーボ」など超高額新薬が保険財政に与える影響が問題化したことから，厚生労働省は薬価制度の見直しを進めている。同センターは医療費の抑制につなげる狙いで，今回の決定は国の制度見直し議論に一石を投じそうだ。

　ザルトラップはフランスの製薬大手サノフィが開発した点滴薬で，国内販売は今春始まった。一部の大腸がんが対象である。100ミリグラム約7万9000円で，日赤医療センターによると，体重60キロの人が半年間使うと約278万円かかる。同じタイプの抗がん剤ではアバスチンが先に保険適用されており，効果も副作用も同様で費用は約150万円と約半額で済むという。

　ザルトラップをめぐっては2012年，米国のがん専門病院が「アバスチンより2倍以上高い」として使用しない方針をニューヨーク・タイムズ紙に寄稿し，話題を呼んだ。米国ではその後，ザルトラップの薬価は引き下げられた。

　日本では公的医療保険に「高額療養費制度」があり，治療費が一定額を上回ると患者の自己負担が大幅に軽減される。

　高額な新薬が次々に登場していることから，日赤医療センターは昨年，抗がん剤について「効果と副作用が同じなら薬価が安い方を使う」との院内方針を決めていた。」

英国の考え方と現状

　日本人にはとてもドライにみえる，この考え方の代表的な国は英国である。ヨーロッパに多い，費用対効果分析を熱心に行う国の中でも，英国においては，費用対効果の評価の仕方も公開している。またスウェーデン，オーストラリア，英国では保険あるいは公的な社会保障で薬剤費用なりを償還する基準として費用対効果分析を使っている。わかりやすくいえば，一定金額以上のお金がかかる医療は国として面倒をみないということである。

　大雑把にいえば，英国では1年間生きるために400万円（3万ポンド，1ポンド133円で計算），1分間に約7.6円を政府が支払ってくれる。つまり，こ

3章 考えられている対策と見込み

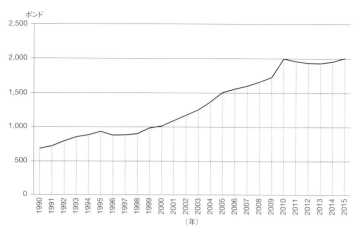

図3-10　英国の1人当たり医療費
出典：UK public spending

れが国の認める「命の値段」である。あまりにも安いと思われるかもしれない。「人の命は地球より重い」と教えられてきた日本人には抵抗のある考え方である。専門的には，この考え方は以下のように表現される。

　1年間で1QALY（Quality Adjusted Life years：質調整生存年）当たりにかかる費用が3万ポンド（約400万円）以上の場合には保険治療の推薦を得られにくく，2万ポンド未満で1QALY得られれば，保険での支払いの推薦になる。

　QALYというのは少し難しいが，QOL（Quality of Life），つまり生活の質を加味した寿命のことである。体調が悪い1年と健康な1年では健康な1年のほうが価値があるでしょうということで，その差を数字で表す考え方である（3万ポンド＝約400万円以下の場合にも推薦は行われることがある）。

　もともと英国では，第二次世界大戦での経験を踏まえ，国が医療の面倒をみるという仕組みであるNHS（National Health Service），つまり国民保健サービスという形で国民にほとんど自己負担額がない形で医療を提供している。3割自己負担である日本のほうが，支払う医療費が高いことになる。

　しかし，その英国で医療費にメスが入った。英国では国が医療を管轄しているので，医療費を下げやすかったともいえる。医療費を図3-10のように減らしているのである。

　その背景にあるのが，命をいくらとみるのかという考え方である。そしてその厄介な計算をするのがNICEという組織である。

　1997年のブレア政権成立直後，NICEの概念が示された。その後，根拠法が制定され，1999年4月1日にNICEはNHSの特別保健機関として設立

111

された。NICEの役割は，医薬品，医療機器，診断技術等に関する新技術，新製品についての臨床上の効果や費用対効果を評価し，NHSに対して標準を推奨するというものである。

歴史的には当初，HTAから始まり，現在ではQOF（Quality and Outcomes Framework：医療を評価する指標）に代表される臨床の指標や，臨床ガイドラインの策定が主たる業務となっている。対象も，治療だけではなく，公衆衛生，予防，さらにはケアも含めた連携の評価といった範囲に広がろうとしている。

予算は，1999年には10Mポンド（1ポンド125円として12億5000万円）であったのが，2011年には70Mポンド（1ポンド125円として87億5000万円）と急拡大し，ロンドンとマンチェスターで合計451名のスタッフを抱えている。

なぜ，このような考え方が出てきたのか。その原因は，医療費の高騰である。英国では，経済の低迷から医療費を急速にカットしているのである。

いくら医療費が高いからといって，お金が無い人は死んでもいいというのであろうか。もちろん英国人も，お金がない人を見捨てようとしているわけではないであろう。しかし，「合理的」に物事を考える人にとっては，これもあり得るべき選択肢ということで容認されているのである。

ちなみに，日本での議論は，もちろん費用対効果による評価を導入することで，ある薬や高度な技術を保険に修正するかしないかを決めるという話にはなっておらず，こういった高額になる薬剤などの値段の調整に使うという状況になっている。2017年の10月25日に中医協に示された考え方を図3-11に示す。

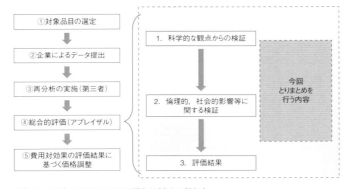

図3-11　日本におけるHTAの導入に対する考え方

3章のまとめ

　3章では国内で考えられている対策を述べた。効率化を進めることは，今すぐにでも必要であろう。また，新しい技術の多くには非常に夢があるが，本書でいう「稼ぐことができる状況」にはまだまだ遠いかもしれない。何より，国内市場だけでは十分な規模にならないかもしれない。

参考文献

1) MIT Technology Review「難病を1回の治療で完治でも遺伝子療法は儲からない」
　　https://www.technologyreview.jp/s/5178/gene-therapy-cure-has-money-back-guarantee/
2) http://healthix.org/
3) https://www.pmda.go.jp/files/000216698.pdf
4) https://www.cadth.ca/
5) https://www.tlv.se/in-english/organisation.html
6) 冨田奈穂子ら「医療技術評価（HTA）の政策立案への活用可能性（前編）」医療と社会，21巻2号（2011）：
　　https://www.jstage.jst.go.jp/article/iken/21/2/21_2_163/_pdf

4章

医療を産業として
海外に売り出すには

1 日本医療の国際化の歴史

国際化はもともと行われていた

　医学は学問である。つまり，客観的なデータでものを考える。したがって，医学の学会は古来から行われており，その中で国を越えた情報交換がなされていた。また，アジアの中での先進国として，アジア諸国への援助としての医療貢献の歴史は長い。

　このような貢献も含めた国際化は以前から行われている。この活動は「グローバルヘルス」（日本語訳は「国際保健」）という用語に代表される。グローバルヘルスの定義は，Wikipediaによれば，「グローバルレベルでの人々の健康課題，あるいはそれについて研究する公衆衛生，疫学，医学，看護学，人類学，開発経済学，政治学，社会学などの複合的な学問領域を指す」とされている。あるいは「グローバルレベルで人々の健康に影響を与える課題に対して，その課題解決のためにグローバルな協力や連携が必要な領域」という視点で，人道的な視点が大きい。

　2000年9月にニューヨークで開催された国連ミレニアム・サミットで採択された国連ミレニアム宣言を基にした，開発分野における国際社会共通の目標である，ミレニアム開発目標（MDGs）というものがある。

　この8分野は下記のとおりである。

　①極度の貧困と飢餓の撲滅

115

②普遍的初等教育の達成

③ジェンダーの平等の推進と女性の地位向上

④幼児死亡率の削減

⑤妊産婦の健康の改善

⑥HIV ／エイズ，マラリアその他疾病の蔓延防止

⑦環境の持続可能性の確保

⑧開発のためのグローバル・パートナーシップの推進

　医療や健康に関係する目標も多くあり，この流れの中で，国民皆保険制度という優れた仕組みを新興国に普及していこうといった動きになっている。

　これらは，まさに厚生労働省や外務省の王道といえる方向である。そこに，現場の動きを反映して新たな動きが起きた。これが医療ツーリズムの動きである。

国際化に医療の産業的視点の導入

　第92代内閣総理大臣の自由民主党の麻生内閣中に，海外で医療ツーリズムというものが流行っているという情報が入った。この後の展開には，拙著『グローバル化する医療−メディカルツーリズムとは何か』（岩波書店，2009年）も多少影響があったのではないかと自負しているが，要するにアジア新興国の新たなビジネスとして医療ツーリズムというものがあることがわかったのである。この考え方は，ほどなく2009年8月に政権を奪取した民主党にも受け継がれた。そして，メディカルツーリズムという日本語の商標登録までされた。

　すなわち，医療を求めて患者が移動する現象が現場で起きているということを反映し，同じことを日本で行おうということで，当初はメディカルツーリズム®（医療観光）中心の政策になった。

　具体的にいうと，2007年には年間300万人の外国人患者がアジア地域を訪れるまでに市場が成長した。日本でも，民主党政権時の2009年12月に閣議決定された「新成長戦略（基本方針）」に盛り込まれて，以降，自民党政権でも継続的に国家戦略の1つとされている。

　医療を求めて旅行をするという現象は古来からみられるが，1997年のアジア通貨危機以降，アジア諸国では外貨獲得のためのサービス産業発展の一環として，医療と観光を連携させた医療ツーリズムという新しい形態を促進し始めた。目的の1つは外貨の獲得である。

　日本においては，日本医師会の反対，厚生労働省の中立的立場（医療交

流なら行う）があり，一部地域での盛り上がりはあったが，3・11の東日本大震災の影響もあり急速に熱が冷めてしまった。その後，安倍政権における日本再興戦略としてのヘルスケア戦略として，国際交流と健康寿命の延伸，新たに医療を海外に輸出しようというアウトバウンドを重視している。

政府の応援

　安倍政権も，いわゆる第三の矢の重要項目に医療分野やその予防分野として健康産業を位置づけている。

　このような状況を受けて，安倍政権の肝いりでMEJ（メディカルエクセレンスジャパン）といった組織が設立され，日本病院会の元会長である山本修三氏が理事長に就任した。これは，医療機器と医療サービスをセットで輸出していこうというものである。こういった動きに日本の医療機器会社も50社以上が賛同している。従来，日本の医療機器の会社は，日本の市場が大きかったため，海外進出に出遅れていた。日本以上に医師の力が強い東南アジアやインドなどでは，こういった出遅れは医師の機器への慣れに関係するのですぐには解消できないであろうが，前進を期待したい。

　たとえば，韓国のネットフォーカス・アジア（2015年3月12日13時15分付：2015年3月13日9時3分更新）によれば，日本はODAを通して海外に病院を建てる事業に乗り出した。日本政府は国際協力銀行（JBIC）と手を組み，各国で様々な取り組みを行った。ベトナムでは，ベトナム内の10の拠点病院に86億9000万円相当の円借款を行い，ベトナム政府はこの資金を日本からの医療機器購入に充てた。バングラデシュでは，医療関係者や保健当局者を日本に招待し，日本の医療システムを紹介，病院や診療所などで無償で研修を行った。日本で研修を受けた医療関係者は日本の医療機器や医薬品の使用を望み，バングラデシュ政府は日本から受けた50億4000万円の借款をこれらの購入に充てたという。

　その他にも，2012年にはイラクが「日本での医療人材育成」を条件に，日立メディコ社と契約，2014年にはカンボジアのプノンペンに医療法人KNIと民間保険会社が同時に進出，2015年に完工したロシアの「最先端がん治療センター」には住友重機械工業の放射能治療機器が導入されている。また，三菱商事は2020年までにフィリピンに10か所の病院を建てる総事業費300億円相当の契約を結んでいるという。

JCI取得病院の増加

　他のアジア諸国に出遅れた日本でも，多くの医療機関が米国発の医療国

表4-1　日本のJCI認証施設

```
 1. 亀田メディカルセンター　2009年8月8日～
 2. NTT東日本関東病院　2011年3月12日～
 3. 老健リハビリよこはま　2012年3月29日～
 4. 聖路加国際病院　2012年7月14日～
 5. 湘南鎌倉総合病院　2012年10月27日～
 6. 聖隷浜松病院　2012年11月17日～
 7. 相澤病院　2013年2月16日～
 8. メディポリスがん粒子線治療研究センター　2013年9月13日～
 9. 済生会熊本病院　2013年11月23日～
10. 葉山ハートセンター　2014年3月6日～
11. 東京ミッドタウンクリニック（外来施設部門）　2015年1月31日～
12. 埼玉医科大学国際医療センター　2015年2月7日～
13. 足利赤十字病院　2015年2月7日～
14. 順天堂大学医学部附属順天堂医院　2015年12月12日～
15. 国際医療福祉大学三田病院　2015年12月19日～
16. 医療法人徳洲会札幌東徳洲会病院　2015年12月19日～
17. 医療法人沖縄徳洲会南部徳洲会病院　2015年12月19日～
18. 倉敷中央病院　2016年3月12日～
19. 湘南藤沢徳洲会病院　2016年8月27日～
20. 社会福祉法人 三井記念病院　2016年11月20日～
21. マックシール巽病院　2016年12月16日～
22. 石巻赤十字病院　2017年1月28日～
23. 医療法人沖縄徳洲会中部徳洲会病院　2017年2月25日～
24. 医療法人社団協友会 彩の国東大宮メディカルセンター　2017年7月29日～
25. 名古屋第二赤十字病院　2018年3月3日～
```

際認証であるJCIの認証を受けるようになってきている。

　医療機関の国際認証を行っている米国の組織であるJCIは，TJC（The Joint Commission）の中の組織であるジョイントコミッションリソース（JCR）に属する組織である。

　TJCは，第三者の視点から医療機関を評価する民間団体であり，1910年代に米国のハーバード大学外科医のコッドマン教授が，「自ら行っている診療行為を第三者的立場にいる別の専門医，外科の専門医に評価をしてもらいたい」と考えたのが誕生のきっかけといわれる。設立においては，米国病院協会や医師会，米国厚生省のサポートもあったが，独立した第三者組織である。

　このような認証を受ける病院が日本でも増えてきており，2018年7月現在では**表4-1**に示すように25施設になっている。

日本における医療ブランドの確立

　様々な方面から日本の医療が国際的に目立っているのは間違いない。前述した記事も韓国の記事である。これらが統合的に日本の医療ブランドを高めていくのは間違いないであろう。

旧来，日本の医療は個別専門分野の学会でのアピールを行っていた。がんや透析治療など，世界有数の治療成績を残している分野も多い。そういった各分野での実績が，全体としての評価につながっていく時期が来ている。

「クール・ジャパン」という言葉は，2002年に米国のジャーナリスト，ダグラス・マグレイが「日本のグロス・ナショナル・クール」と題するエッセーを英語圏で発表し，日本文化を「クール指数世界ナンバー1」としたことがきっかけとなり普及した言葉である。同エッセーは，「日本は美食やアニメ，音楽，ゲーム，キャラクター商品などの分野で世界的な人気を誇る」と論じた。ここには医療は入っていないが，医療も「クール・ジャパン」のアイテムの筆頭になることは間違いない。

このような歴史，流れを受けて，医療の国際化，インバウンドが改めて強調されるようになったのである。このような取り組みに積極的な病院の例はこの後で紹介する。

最大の問題は，医療の国際展開を進められる「競争力」が日本にあるかであろう。医療の国際展開を図るうえで意識すべき大きなライバルは，海外の医療機関となる。今までの日本の医療は社会保障の枠で，あるいはODAといった枠で行ってきたものであるから，個々の組織体，たとえば医療法人に，海外の病院のような競争力があるかといえば，大半は乏しいと答えざるを得ないであろう。

最近の傾向と課題

日本は，2020年に行われるオリンピックの誘致に成功し，外国人観光客は年間2000万人を超えた。具体的には，2016年に日本を訪れた外国人旅行者数は，推計で前年比22％増の2403万9000人であった。

ただし，観光客の急増という現象は，オリンピック効果はあるとはいえ，政策が成功したものではないという点に注意が必要だ。もちろん，福田康夫内閣の2008年（平成20年）10月1日に観光庁ができて，その地道な努力が実を結んだと見方もあろうが，むしろ政策が後追いになっている感が強い。

政府は，2020年の観光客の目標値を当初の2000万人から4000万人へ増加した。詳細は3節で述べることにするが，こういった流れを受けて，医療の国際化は，各省庁相乗りで完全に国策となり，多くの補助金がついている。2009年と比べると隔世の感があるが，問題は政府の政策が空回りしている点ではないだろうか。たとえば，医療のアウトバウンドでは，医療分野がうまくいかないと介護のアウトバウンドに方向を変えたり，インバウンドでは，似たような制度がいくつもできたり，過度に介入している面

はないであろうか。

　医療や介護といった国の根幹にかかわる問題は，もちろん社会保障の対象になるもので，通常の商品とはまったく異なる面がある。実を結ぶのに時間がかかるのである。あくまで現場のニーズをくみ取るマーケティング思考が重要であり，これは日本の政府が最も不得意な分野ではないだろうか。

2　医療アウトバウンドの可能性

売り出すものは何か？

　医療ツーリズムで売り出すものは，間接的には医療機器なども対象になるが，主になるのは医療サービス（プラス薬剤）である。一方，アウトバウンドでは売り出すもののバリエーションは豊富になる。たとえば医療制度も輸出の対象になるし，薬剤の認可の仕方やそのための組織といったソフト面も輸出が可能である。

アウトバウンドの事例

　医療機関が海外展開するというアウトバウンドの事例もいくつか出てきている。現時点では，どれが成功例なのか，何をもって成功とするのか判断しにくいが，今回は筆者が実際に見学したことがある5施設を例にしたい。

● 日本からのアウトバウンド病院①：IHHの成功例

　IHHについては1章でも述べたが，具体的に傘下の病院についてみてみよう。ただし，アウトバウンドの例として記載するが，ここは三井物産が親会社に出資しているというだけで，病院については完全に海外の考え方で動いている。

　IHHはマレーシアとシンガポール証券取引所に上場している巨大なグループで，マレーシアに本部を置き，グループは株式会社の大学病院をマレーシアに所有することでも知られている。また，トルコの民間病院グループのアジバデム社に出資参画（60％の株式を取得）した。アジバデム社はトルコ国内で14の病院と8つの診療所を経営している。最近では，ブルガリアのソフィアにあった徳洲会の病院も買収している。

　IHH病院は，シンガポールでは4つの病院を所有しているが，旗艦病院

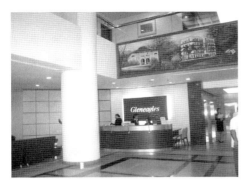

写真4-1　同じグループのGlenegles Hospital

の1つであるマウントエリザベス病院はベッド数505，医師280名でアジア地区で最も早くAMA（アジア病院マネジメント協会）認証を受けている。もちろんJCI認証も取得している三次病院である。最大の繁華街であるオーチャード通りにほぼ面している巨大病院で，やはり外国人を重視しているが，ここで多いのはインドネシア系だという。いずれにせよ，日本人の海外駐在員にも少し高い値段のようである。

　1章でも少し触れたが，2011年秋に開業したマウントエリザベス病院は，ホスピタル＋ホテルでホピテルという新しい概念を提唱している富裕層向けの病院である。シンガポールでは，医師・看護師・薬剤師は欧米で取得した免許が有効で，多くの医師が欧米で専門教育やトレーニングを受けており，スキルレベルは高く，この病院ではシンガポールでも指折りの医師が病院と契約し最高の医療を提供するスタイルになっている。

　同じグループでシンガポールにあるGleneagles Hospital（写真4-1）でも同様で，技術レベルや患者からの人気度が特に高い開業医をテナントとして集積し，院内に入居している開業医がブランド力の大きな要となっている。患者は診療時に医師の技術料を各開業医に支払い，施設使用料や看護スタッフなどのコメディカルサービス費を病院側に支払う。また，薬剤費は院内に併設されている外部の薬局への支払いで，MRI・エックス線・臨床検査施設などの検査施設は各診療所の共有施設であり，検査施設は独立事業体として患者の検査料は検査事業に配分されるシステムである。

相次ぐ，商社の海外病院への進出

　2018年1月には，伊藤忠商事がインドネシア大手財閥のリッポー・グループ傘下の病院運営会社でシンガポールにある「OUEリッポーヘルスケア」の株式約25％を66億円で取得すると発表した。

三菱商事も，フィリピンや中国などで病院関連事業に関与するといった流れで，この事業に関心をもっている。双日も経済産業省の事業に参画したりしており，この分野に関心をもつ。

● 日本からのアウトバウンド病院②：サクラ病院

　IHHに比べると，日本の考え方で動いているのが，バンガロールにあるサクラ病院（**写真4-2**）である。豊田通商とセコムは現地財閥とインドのバンガロールに，サクラ・ワールド・ホスピタルという日本式の病院を作った。その後，2014年には国際協力銀行（JBIC）も出資した。

　内需が大きく期待できそうなインドなので，日本からもそこに進出しない手はないという話で，2013年7月に外来オープン，12月に入院病棟オープン，翌2014年2月にフルオープンした。

　開院時は294床，職員約700名，平均在院日数4.5日，手術数約200件/月のセコムの新東京病院をモデルにした急性期病院で，リハビリテーションに注力しており，500平方メートルのスペースと最新機器を備えているのが目を引く。外来リハが中心であるが，今後は回復期リハにも力を入れるという。リハスタッフはPT7名，OT1名，ST1名。また，マーケティング部隊が充実しており，27名のスタッフを抱えている。医療ツーリズムについては，東アフリカの患者が多いということであった。

　それぞれの強みを融合させるためにお互いのスタッフが細やかな情報交換を重ねて，さらには日本から看護師が数名派遣され指導している。現地の中間層，富裕層だけでなく東アフリカからも患者が訪れる。インドでは循環器医療が進んでいるが，がん治療やリハビリは遅れている。

　問題はインドの階層に基づく分業制度である。掃除をする人と事務をする人が分かれているのは当然としても，同じ掃除をするにも，拭く場所に

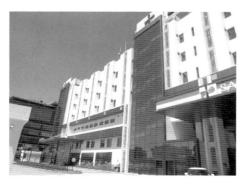

写真4-2　バンガロールのサクラ・ワールド・ホスピタル

よって人が変わる。

文化，階層別の仕事，風習の異なる国において，チーム医療へ，医療安全やクリニカルパス，接遇といった考えを導入し，日本流の病院を作ろうとする努力には敬意を払いたい。

ただし，この取り組みが大きく化けるかどうかは未知数である。患者数は多いが，競合病院もあるし，医療機器は日本製品は皆無といっていい。日本製の機器にインドの医師が慣れ親しんでいないからである。

ロシア連邦

ご存知のように，ロシアは世界一の面積をもつ国であり，人口も世界9位，GDPは世界8位（2013年時点）の大国である。広大な国土をもつので，いくつかのエリアに分けて考えたほうがいいと思われる。

9つの連邦管区の1つである極東ロシアには，図4-1に示したように，東シベリアのバイカル湖から太平洋に接する地域までの範囲が含まれている。

極東連邦管区の本部は，ハバロフスク地方のハバロフスクに置かれる（図4-2）。極東ロシアの人口はソビエト連邦崩壊後急速に減少しており，2016年の人口は619万4969人で，2002年の669万2865人に比べて減少，ロシア全体の4.23%である。一方，極東ロシアは620平方キロメートル以上，ロシア全体の面積の3分の1以上の面積をもつ地域であるので，世界でも有数の人口密度の低い地域となっている。また，極東ロシアの人口の75%が都市圏に集中している。

沿海地方／プリモルスキー地方にあるウラジオストックは，ロシア海軍の太平洋艦隊の基地が置かれる軍港都市であるが，成田から週に3便の直

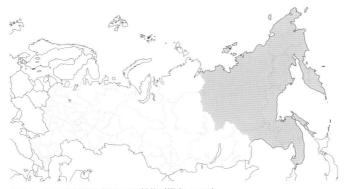

図4-1　極東連邦管区（網かけの部分が極東ロシア）

123

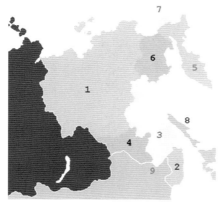

図4-2 極東ロシアの連邦構成主体図

1. サハ共和国
2. 沿海地方／プリモルスキー地方
3. ハバロフスク地方
4. アムール州
5. カムチャッカ地方
6. マガダン州
7. チュクチ自治管区
8. サハリン州／「北方領土」を含む
9. ユダヤ自治州

行便で2時間半で着いてしまう。ただしビザが必要である。入国審査では入国用紙を職員が書いてくれる（ただし時間がかかる）。

　丘陵上の市街に囲まれるようにして金角湾が半島に切れ込んでおり，天然の良港になっている。街の中心部は金角湾の奥にある。南には東ボスポラス海峡をはさんで軍用地や保養所などのあるルースキー島がある。この島では2016年の東方経済フォーラムが行われ，安倍首相も出席した。ハバロフスクをしのぐ勢いで経済発展しているエリアである。街の雰囲気はヨーロッパ的ではあるが，渋滞も多い状態であった。

● 日本からのアウトバウンド病院③：北斗画像診断センター

　北斗画像診断センター（**写真4-3**）は，帯広にある社会医療法人「北斗」が2013年5月28日にウラジオストックで開業した。事業の目的として「脳ドックや心臓ドックを中心とした第二次予防医療の当地での展開」「日本の医療技術の海外移転及び当地での医療技術者の育成」「日本の医療機器の海外普及」を設定している。

　以前に建築関連の職員の保養所であった場所の一部を借りており，内科，神経内科，眼科，循環器，整形外科，放射線科といったラインナップになっている。放射線科は，画像診断センターの名のとおり，難しい診断は遠隔医療で日本からのアドバイスを受ける体制になっている。人間ドックと画像センターが主であり，日本製の64列CT，1.5TのMRI，高機能のエコーを

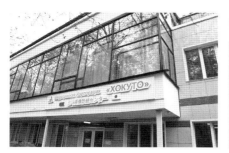
写真4-3　北斗画像診断センター

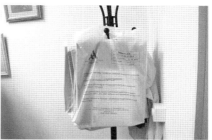
写真4-4　医療データを患者に返却するための袋

備えている。ハードのみならず，ソフト面でも24時間ホルター心電図の解析を日本で行ったり，画像編集ソフトが日本製であったり，電子カルテも導入していたりと，ハード，ソフト面ともに日本の英知が集められている。

なお，ロシア人は医療データを自らが管理するということで，画像などのデータは袋に入れて患者に返すシステムになっている（**写真4-4**）。

ちなみに，1993年のソビエト連邦崩壊に伴い，医療保険制度が作られた。日本と同様，強制保険である。制度の導入に伴い，2011年以降は全国共通の保険証で，民間病院の一部にも，この保険証での受診が可能となった（北斗病院もその方向）。

なお，日本のみならず外国資本や民間立の医療機関が増えてきており，医療特区設立の動きがあったり，オランダ資本の医療機関（ファルク・メディカルセンター，15床）もできている。

ロシアでのチャンス

ロシア，特に極東の医療はまだまだ遅れている。日本に医療を求めて来る医療ツーリズムも盛んであるが，今回の視察でその理由がわかったように思う。

日本とロシアでは平和条約もいまだ締結されていないが，極東とは距離が近いので，北斗病院のように，医療を含めた経済などでの相互支援が期待されている。

カンボジアという国

カンボジア王国は，東南アジアのインドシナ半島南部の立憲君主制国家で，アセアン加盟国，人口1513万人，首都はプノンペンである。2014年のカンボジアのGDPは約165億ドルで，1人当たりのGDPは1080ドルであ

る。

　カンボジア内戦を経て，1993年9月に制憲議会が新憲法を発布し立憲君主制を採択，ノロドム・シハヌークが国王に再即位した。南はタイランド湾に面し，西はタイ，北はラオス，東はベトナムと，国境を接する交通の要地に位置している。

　近年では，プノンペンは経済的な面で，シュムリアップは観光地として発展を遂げている。プノンペンにおいては，積極的に規制を外している（ポルポトの虐殺の時にそもそも書類がなくなってしまったという説もあるが）ためか，外資の参入が盛んで，日本からは大きなイオンモールや東横インなども参入しているが，それ以上に高層ビルの建設ラッシュが目を引く。

カンボジアの医療

　以下に述べるように，医療のレベルは高くない。上述した内戦や虐殺があったために，医師数がきわめて少なくなっており，2012年のデータでは全国に2440名しかいない。仕組みとしては，中央の高度病院，約90か所の地方のレファーラル病院，その下には医師がいない約900か所のヘルスセンターという3層構造になっている。

　国民皆保険制度設立に向けた努力もなされている。具体的には，公務員と会社員については，2018年1月から皆保険の形をとっている。最終的には日本でいう国民健康保険を創設し，2018年度後半から徐々に皆保険を目指していくとしている。日本もそのサポートをしているが，道は険しいといったところであろう。金銭面での制約が多く，国民皆保険，かつある程度の医療も保険制度の中でカバーする制度の構築には，かなり時間がかかりそうである。

　また，米国とは異なる意味で，つまり選択の自由ではなく，そもそも皆保険制度のメリットが見えないために保険料を支払いたくない（保険に加入したくない）という人も多いようで，たとえば妊産婦健診といった身近なメリットを打ち出すことで，加入を促進しようとしている。

● 日本からのアウトバウンド病院④：カンボジアへの進出

　アウトバウンドの取り組みとして一番大きなものが，北原国際病院によるカンボジア進出であろう。プノンペン市内のサンライズジャパンホスピタルは50床の病院ではあるが，診療科目は脳神経外科を中核に救命救急センター，一般内科，一般外科，消化器内科，循環器内科，脳神経外科，脳血管内治療，神経内科，リハビリテーション科，健康診断センターで，ス

タッフ数は，プレス発表では125名（予定），うち日本人スタッフ25名（予定）という。和の雰囲気があふれる建築である。

プラント建設大手の日揮，官民出資の投資ファンドである産業革新機構（代表取締役社長：勝又幹英）及びKitahara Medical Strategies International（北原国際病院を運営する医療法人社団KNI（理事長：北原茂実）の関連企業）と合弁で事業会社Sunrise Healthcare Service社を設立しており，株式会社立の病院となる。総事業費は約35億円で，そのうち10億円は国際協力機構（JICA）からの融資になる。

カンボジアは1970年代後半のポル・ポト政権時代に多くの知識人が殺害され，医師など医療者も含まれていた。医師が殺害された影響で，医療の発展が遅れており，さらに公的医療保険制度がない。

このような背景で，富裕層を中心に毎年20万人以上がタイやシンガポールなど周辺国の病院を利用し，カンボジアの富が国外に流出しているとして問題になっていた。

そこで，北原理事長は途上国の富裕層を自国に呼び込み高額な医療を提供するインバウンドの医療ツーリズムではなく，「相手国に入り込み，医療者の養成や農業，ITインフラを含む医療にかかわる全てをその国に適した形で再構築し，"地産地消の医療""総合生活産業としての医療"を現地に根付かせる」アウトバウンドの医療輸出を目指している。

● 日本からのアウトバウンド病院⑤：北京21世紀医院

中国の状況については詳しく述べたが，病院の例を1つみておこう。日中友好のために建てられた豪華な21世紀ビルの1階と2階にある病院である（写真4-5）。日本大使館の正面に位置しており，日本人が多く居住したり勤務するエリアにある。

この医院は1級の病院としての認可を受けているが，現在のところ入院

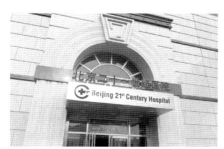

写真4-5　北京21世紀医院

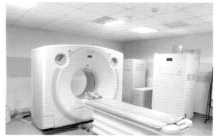

写真4-6　日本の機器で検診を行う

よりも外来に力を入れている。ここの最大の特徴は21世紀病院を日本でも有数の病院として知られる亀田総合病院がバックアップしている点にある。すなわち，日本製のMRI，CTも備え，日本の医療輸出戦略の一角を担っている病院ということになる（**写真4-6**）。

いわゆる家庭医や小児科，婦人科，美容整形，歯科を備えている。日本人対応が中心ということで，待合室には日本語の本や雑誌が多く置かれていた。

また，健診施設も充実しており，VIP用と通常の2種類の健診が行われている。

2節のまとめ

このように，いくつかの動きは出てきているが，政府の掛け声に比べて，大きな成果が十分に上がっているとは言いにくいのではないか。この点については，日本の医療機関の弱みである規模の小ささからくる戦略性の乏しさ，また資金調達の難しさが大きな問題であると考えている。新興国とはいえ，病院を作るのには10億円以上の投資が必要であり，このリスクマネーを誰がどのような形で出資するのが望ましいかということである。先述の北原国際病院の取り組みでも，病院の出資分はきわめて小さい。逆に，50％以上の出資を行わずに海外に展開していくのもあまりに危険であろう。

3 医療インバウンドの広がり

本節では，医療インバウンドについて現状と展望を述べる。現在，医療インバウンドというと本節で主に扱う狭義の医療ツーリズムという文脈だけではなく，観光客に対する医療という意味でも重要になっている。これは**図4-3**に示すように，2017年現在で2000万人を大幅に超えたが，それでも国際的にはまだまだ伸びる余地がある訪日観光客へのサポートという視点になる。

日本における医療ツーリズムという文脈では，富裕層対応，ビジネスという見方がされることが多いが，社会保障の視点，あるいは住民に医療を

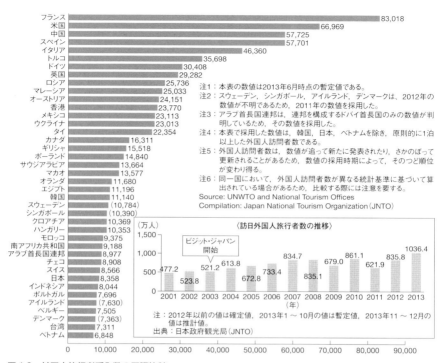

図4-3 外国人旅行者受入数の国際比較

提供するという文脈で，医療ツーリズムを見直してみると面白いことがわかってくる。少し堅苦しいが，文部科研費で調査を行った内容も含めて（「国際医療・介護交流に関する医学および社会科学・地域研究の視点からの学際研究」，「医療観光に関する医学および社会科学・地域研究の視点からの学際研究」），国際的な研究成果を最初に眺めてみたい。

社会保障の視点から見た医療ツーリズムとその広がり

医療財政についての研究は，これまで公的なファイナンスである税財源あるいは社会保障財源の枠組みで研究されてきた（たとえば，E・モシアロス（2004）「医療財源論—ヨーロッパの選択」，西村周三ら（2014）「社会保障の国際比較研究：制度再考にむけた学際的・政策科学的アプローチ」）。しかし，人口の高齢化と，高額な抗がん剤や手術機器などの最先端の医療技術の費用の高騰のために，近年，医療費は急速に増加している。そこで，第三の財源である自己負担が注目されるようになったと同時に，国境を超

えた患者の移動，すなわち医療ツーリズムが起こり始めた。

　医療ツーリズムとは，医療産業のグローバル化に伴う，医療患者の越境移動という現代的社会現象である。その事象を分析するにあたって多様なアプローチが可能であり，複数の学問領域で研究発表されてきた。D・レイスマン（2010）の"Health Tourism: Social Welfare Through International Trade"は，医療，観光，保健経済，開発学と公共政策学とを立体的に組み立てた先駆的な研究である。2011年以降，急速に本研究分野に関する研究が公表されるようになったが，なかでもG・コーヘン（2014）による"Patients with Passports: Medical Tourism, Law, and Ethics"は，法的・倫理的問題を包括的に扱った最初の研究である。

　先行研究の知見をまとめると，医療ツーリズムが発生する理由は，①高度医療を求める場合，②基本的な医療を求める場合，③健康増進を求める場合，で異なることが指摘できる。その背景としては，下記がある。

・医療ツーリズムの概念普及：グローバル化の結果として最先端医療を自己負担で求める医療ツーリズムが普及し，富裕層を中心に概念的に受け入れやすくなった。

・流動性の高まり：格安航空会社（LCC）の出現など交通手段の整備により，高所得者以外の国際移動が容易になった。

①高度医療を求める場合

・国家財源に占める医療費の増大：先進国・途上国ともに社会保障の財源のみでは，高度な医療技術を賄う財源が調達できない状況であるため，海外に医療を求める動きが活発化した。

・新興国の医療水準の向上：医療教育の国際化や人材育成の成果により，高度医療を担う医療従事者が都市部において確保され，最先端医療を備えた民間医療機関が数多く出現している。

②基本的な医療を求める場合

・新興国の医療ニーズの増大：新興国では経済発展の早期の段階で医療ニーズが生まれている。

・新興国の社会保障財源の不足：都市部と医療機関の不足する地域医療の格差問題を抱え，国民の基本的な医療のニーズすら満たすことができていない。

③健康増進を求める場合

・ヘルスケア消費とツーリズム：世界の高齢化により，医療や介護に頼らないための予防に対する意識が高まり，健康増進のためのヘルスケ

ア消費やウェルネスツーリズムが普及している。

・健康目的の移住：富裕層を中心に，高齢者の海外移住や海外短期滞在（ロングステイ），あるいは複数の場所に居住地をもち，気候や健康状態，治療など必要に応じて使い分ける住まい方をする人が出てきている。

　③のような移動は，先進国において旧来型の消費需要が飽和に向かい，結果的に健康が消費の対象となったことを示唆している。このように自己負担で健康や高度医療を求める動きは多様化し，医療ツーリズムという既存の用語のみではとらえきれなくなっている。

医療ツーリズムを成功させるには

　医学的にみれば，これまで述べてきたような客観的な診療結果がよいことが最重要になろう。もちろんそのとおりなのであるが，ビジネス的な視点でみると，日本の医療にはほかにもいくつかの魅力がある。

　1つは品質である。日本の医療が全国津々浦々，まったく同じと考えている人は少ないかもしれない。しかし，アジアの多くの国々の医療と比較すると，かなり高品質であることは間違いない。詳しくは『日本の医療，くらべてみたら10勝5敗3分けで世界一』（講談社，2017年）を参照してほしい。この様子を**表4-2**に示すと次のようになる。

　インバウンドに関しては，意外な重要ポイントがある。距離である。日本国内でも，「どうしてこの病院を選びましたか？」と患者さんに聞くと，「近いから」という返事が多く返ってくる。公的な値決めがされており，その値決めが複雑なためとか，価格が安いためという返事はない。同じように，インバウンドでも距離が重要なのだ。

　「受けたい医療の重要度」が「目的の医療機関までの距離」に反比例するともいえよう。つまり，お金はあるという前提であるが，どうしても受けたい医療であれば遠くても行く，ということになる。この「どうしても行きたい」というところがポイントである。

　たとえば，子供が不治の心臓病で移植術を受けたいとしよう。この場合（お金は抜きにして），わが子のために実際に米国まで受診に行く親も多い。この例はわかりやすい。

　しかし，健康診断はどうであろう。大した医療技術ではない。しかし，身近では受けられない，あるいは信用できる結果がもらえない場合にはどうなるか。ここで重要なものは，距離なのである。つまり，日本の車が売

表4-2 日本vs.世界の医療「勝敗一覧」

○が日本の勝ち，×が日本の負け，△が引き分け

対戦ジャンル	比較項目	勝敗
医療のレベル	がん手術の技量	○
	看護師のサービス	○
	最先端医療への取り組み	×
医療の身近さ	国民皆保険制度	○
	医師の数	×
	家庭医の充実	○
投薬治療の状況	薬の値段	△
	処方される薬の量	×
	最新の薬への対応	△
医療の値段	国民医療費の総額	×
	個人負担額の割合	△
	公平性	○
病院の環境	病院の数	○
	病院の規模	×
	病院の設備	○
高齢化対策	介護保険制度	○
	在宅医療の充実	○
	地方包括ケアシステム	○

計10勝5敗3分けで，日本の勝ち

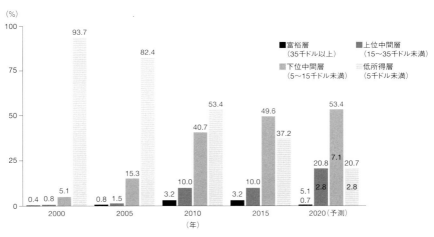

図4-4 中間層の増加

備考：世帯可処分所得別の家計人口割合。各所得層の家計比率×人口で算出。2015年，2020年はEuromonitor推計。2020年の棒グラフ上の数値は人数（億人）。
資料：Euromonitor International 2011から作成。

れるがごとく，非常にハイレベル（車の場合には超高級）ではなくても，医療需要はあるのである。つまり，健診などの中等度レベルで高品質の医療を受けたい場合には，距離が重要になる。

比較すると怒られるかもしれないが，ミシュランの星の基準を思い起こすとわかりやすいであろう。ミシュランの星の考え方は，以下のようなものである。

　1つ星：その分野で特に美味しい料理
　2つ星：極めて美味であり遠回りをしてでも訪れる価値がある料理
　3つ星：それを味わうために旅行する価値がある卓越した料理

もちろん，タイヤのメーカーであるから移動ということを記載しているのかもしれないが，考え方としてはわかりやすいのではないだろうか。

なぜ，距離にこだわっているのかといえば，この距離について変化が起こり得るからである。1つはLCCであり，もう1つはICTである。

お金に関しては，図4-4に示すように，一定の水準を引けば，いろいろな層にある程度の人数がいることがわかっている。よく1人当たりGDPが1万ドルを超えてくると，医療や健康への関心が高まるという。一方，マーケティングで考えれば，セグメンテーションどの層をターゲットとして考えるかも重要である。実際，IHHのような超富裕層向けの病院も富裕層向けの病院も存在している。

ここであえて変数を2つにするのであれば，「距離」×「お金」が受けたい医療を規定すると考えてもいいだろう。つまり，中国やロシアの一部の地域から近い日本の地政学的なメリットがある。そして，彼らは必ずしも移植や再生医療といった高度な医療のみを目指して日本に来るわけではない。観光同様，日本の質の良さを求めてくるのである。

日本における医療ツーリズムの特徴

すでに述べてきたように，観光客，居住者を問わず日本を訪れる外国人が急増している。そこで，日本で旧来いわれていた医療ツーリズムとは別に，日本に住んでいる（保険証がない，あるいは保険証があっても日本語が話せないなどというハンディがある）外国人対応の医療の充実が重要になってきた。

つまり，上記した分類は医療ツーリズムについてであるが，下記に示すように，医療機関の国際化には3種類あることになり，最近では，広く外国人対応ということで，観光のみを目的として日本に来た旅行者が病気や

けがをしたときの対応，在日の患者さんも同じ医療機関で行う方向ということになる。そのうち最初の2つが医療インバウンドになる。
・医療ツーリズム対応
・観光客の医療対応
・在日の外国人（日本語が話せない場合）対応

　ここで医療ツーリズムと広義でいわれるものの，観光の視点も交えて先ほどの分類よりわかりやすく整理も行っておきたい。
・医療トラベル
　高度医療，健診，美容整形，リハビリなど医療を受けにくる場合
・医療ツーリズム（狭義）
　観光主体でついでに健診や美容整形を行う場合
・ウェルネスツーリズム（狭義）
　健康づくり（スパなど）を行う場合

　上述のように，広義の医療ツーリズムの目的は，どこまでを「医療」の範疇に広げるかにもよるが，さらに3つに分類される。
　1つ目は「治療」を目的としたもの，2つ目は「健診」を目的としたもの，そして3つ目は「美容・健康増進」を目的としたものである。3つ目は，狭義のウェルネスツーリズムと考えてもいいだろう。また，これも観光の範疇をどこまで広げるかにもよるが，医療関係者からみれば，これら3つの違いは，渡航するにあたって「医療」の要素と「観光」の要素にそれぞれどれだけ重きを置いているかによる。
　「治療」を目的とした医療ツーリズムの場合は，治療内容によっても異なるが，医療への比重が大きく，ほとんどが観光の要素を全く含んでいないか，その比重が比較的小さい。具体的な治療としては，がん治療や心臓病治療，臓器移植など高度な医療が挙げられる。この分野は狭義の医療ツーリズムであるが，ツーリズムという語感を避けるためにメディカルトラベルといった表現をする場合も多い。潜在的な需要は，①より良い品質を求める新興国富裕層，②最先端技術を求める世界の患者，③低コスト医療を求める米国などの先進国ツーリストとされる。
　「健診」を目的とした医療ツーリズムの場合は，健診の内容によっても異なるが，医療への比重が大きい場合があれば，観光への比重が大きい場合もある。具体的には，人間ドックやPET検診などが挙げられる。
　「美容・健康増進」を目的とした医療ツーリズムの場合は，比較的に医療

よりも観光への比重が大きくなっていく傾向にある。具体的には，美容エステやスパ，森林療法，海洋療法などが挙げられる。また，多少，適応について問題点を含んではいるが，脂肪細胞などを使った再生医療もここに含めていいだろう。

ところが近年，医療ツーリズムを行おうとして病院を整備することの副次的な意味が注目されるようになった。医療ツーリズムを行うような病院においては，当然外国人対応が充実している。したがって，現地にいる外国人あるいは観光で訪れた外国人にも医療ツーリズムを行っている病院は非常に重要であり，魅力的なのである。

JMIPの創設

ここで地域医療を守る立場の厚生労働省の取り組みを紹介しよう。図4-5に示すように，2012年7月に「外国人患者受入医療機関認証制度（JMIP）」が創設された。この事業は，医療観光のみならず，日本に滞在するすべての外国人も含めて対応しようというものである。

厚生労働省では，これまで，国民に対する良質な医療の提供という観点から，第三者機関による医療機関の評価事業を推進し，医療機関の質の確保に努めてきた。今回，外国人患者の受け入れに際して，たとえば多言語での診療案内や宗教への対応など，日本人とは異なる文化・背景などに配慮した，医療機関の機能整備が必要となることが指摘された。

これらのことを背景に，厚生労働省ではビジネスや観光などで来日した

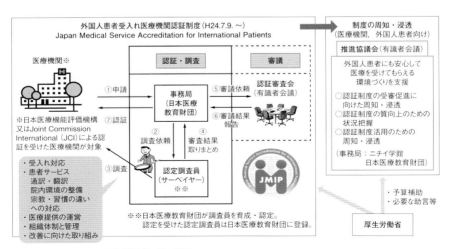

図4-5　JMIPに関する厚生労働省の取り組み

外国人や，日本に在住する外国人が，安心して医療機関を受診できる環境を整備するため，外国人患者受け入れに資する医療機関認証制度整備のための支援事業を実施することとし，JMIP事業が開始された。2018年7月現在，45病院が認証されている。

経済産業省は，平成22，24，27年度に，全国約9500の医療機関に対してアンケートを送付し，受け入れの取り組み状況や課題を調査した。2000施設以上が回答し，受け入れ意向は，「意向あり」が増加傾向にある一方，「受入れ経験なし，かつ，受入れ意向なし」の医療機関はおよそ半数（47.6％）を占めた。

医療ツーリズム事業を展開している民間企業もある。株式会社ジェーティービーは交流文化事業の一環として医療ツーリズムの促進に取り組み，「ジャパン・医療＆ヘルスツーリズムセンター（JMHC）」という機関を立ち上げ，徳洲会系列の病院を中心に国内約110の病院と提携している。

また「医療・ツーリズムジャパン株式会社」は，資本金が500万円と小さいながらも，中国と北海道を中心に活動を拡大している。

そのほか，個人レベルや中小企業レベルで医療ツーリズムを手掛ける会社は数を増している。問題は，上述した1つ目の場合には，コーディネートを行う場合に非常に手間がかかるという点である。

● 国内の病院例①：聖路加国際病院

故日野原重明先生で有名な病院であるが，医療レベルも高い。国際的な視野をもつ現理事長の福井先生のもとで，海外では普通に行われている医療の質の可視化にいち早く取り組み，2012年7月にJCIの認証も取得している。さらに，大手町1丁目にメディローカスという外国人も含め対応する診療所をオープンした。ここでは，国際金融街として発展が期待される新しい大手町で働く様々な国から来た人々を含む多忙な人々のために，聖路加の伝統を背景にしたプライマリケアと予防医療を提供している。

● 国内の病院例②：亀田総合病院

国際的な医療機関の認証であるJCIの取得病院も増えてきた。2009年に日本で最初にこの認証を取得した亀田総合病院では，認証取得のおかげで海外の保険会社との提携も増え，年間の外国人患者は数百人という。もともと米国ミネソタ州のメイヨー・クリニックを模範としており，国際化にも熱心である。

千葉県の鴨川市という田舎にあるがゆえに，人口減少がひどく，将来の

展望が描きにくいために海外の顧客獲得もそうであるし，後述するように海外進出にも熱心である。

行政の取り組み：東京都と横浜市

行政としての取り組みも動いてきている。横浜市ではJCI取得病院を増加させるために，市としての補助金を創設，東京都は2020年のオリンピックに向けてJMIP取得病院を増加させるための補助金を創設したり，異文化理解のための講習会を開催したりしている。

グループとして取り組む：徳洲会グループ

医業収益が4000億円近い病院グループである徳洲会グループは，海外に関してインバウンドもアウトバウンドも積極的に取り組んでいる。本書でも話題にしているJCIやJMIPに対して法人をあげて取得していく体制である。

実際，湘南鎌倉病院を筆頭にJCI，JMIPの取得が進み，2018年7月現在，JCI取得が6病院（全部で認証病院が21，医療機関が25認証されている），JMIP取得が9病院（全部で認証病院が45）となっている。

県とともに取り組む：藤田保健衛生大学と偕行会

愛知県では，後述するように海外展開も行っている民間の医療法人である偕行会と，中部有数の大学病院である藤田保健衛生大学が熱心に取り組んでいる。県知事も自らの著書で医療ツーリズムに取り組むと公言するほど積極的なために，県で医療ツーリズムの研究会を立ち上げたりしている。

3節のまとめ

他国に医療を受けに行くということは大変なことである。したがって，自国あるいは近距離の場所で医療を受けるというのが，通常の生活者の行動になる。

これまでに述べたように，医療ツーリズムは制度のゆがみ，あるいは国の発展と提供できるサービスの不一致から起きている。逆にいえば，そんな苦労をして自分の診療を受けに来てくれるということは医師冥利につきることであったはずだ。しかし，日本はこの分野から大きく出遅れてしまった。

しかしながら，オリンピックという神風が吹いた。日本という国の魅力が，このアピール効果で，アジアや多くの外国人に伝わったのである。このチャンスを逃すべきではない。そのために，医療ツーリズムに限定しない，医療インバウンドとしてとらえ直すことによる，外国人対応医療の充実が望まれる。

参考文献

1）https://www.ghitfund.org/motivation/motivation1/jp
2）外務省HP：http://www.mofa.go.jp/mofaj/gaiko/oda/doukou/mdgs.html
3）豊田通商株式会社HP：http://www.toyota-tsusho.com/press/detail/140605_002648.html
4）聖路加メディローカスHP：http://medilocus.luke.ac.jp/message/index.html
5）大村秀章『世界イノベーション都市宣言「愛知が起こす成長革命Ⅱ」グローバル編』 PHP研究所，2017年
6）大村秀章『愛知が起こす成長革命』PHP研究所，2015年

5章

日本を支える
医療・健康サービス

　1章から4章まで，様々なことを論じてきた。最終章である本章では，それらを踏まえ，日本の医療の今後を論じてみたい。さらに，3，4章で述べてきた将来像に追加して考えておかねばならないことを述べておきたい。

　最初に非常に興味深い点を指摘しておきたい。医療費と医療の産業化の関係である。産業化については明確な指標がないので，アカデミックな視点から述べることはできないが，OECD諸国の中で近年，日本以上に対GDP比で医療費が伸びている国は韓国である。韓国は医療ツーリズムを含め，産業化が急速に進んでいる（ただし韓国への評価には注意を要する。たとえば，OECD諸国の65歳以上の高齢者の貧困率（2014年）では，韓国は50％近くになり，OECDの最下位である。なお，日本は20％弱である）。言わずもがなであるが，医療が完全に産業化している国は米国であるが，米国の対GDP比当たりの医療費が極端に高いことは，以前から知られている。対GDP比で医療費が世界2位になることが多いスイスも，前著『医療危機－高齢社会とイノベーション』（中央公論新社，2017年）で示したように，医療ツーリズム，公的保険のオペレーションの民営化など，医療の規制緩和が進んでいる国である。

　誤解を恐れずにいえば，医療を産業化するということは，その分野で，金銭的なインカムが外部からある（輸入超過と言い換えてもいい）ということで，医療機関への設備投資，人材育成にも金銭が回りやすい，つまり最先端の医療を行ったりして，対GDP当たりの医療費が高くなるということではないだろうか。

　医療は社会保障の側面やインフラの側面があり，税金や社会保険からの支出が大きいので，もっと簡単にいえば，どの程度「稼ぐ」べきかという線

引きは必要にせよ，国民医療費の何割かを「稼ぐ」ことができるほうが医療費は増えることになる。

したがって，この最終章では，産業的な視点で日本の医療への提言を行いたい。

高齢者雇用の受け皿としての医療健康産業

1章でも簡単に，2章では詳細に述べたが，医療・介護分野の雇用が多い，あるいは大きくなるという指摘は以前からみられる。

筆者は世界の病院や介護施設また医療や介護行政に携わる機関を訪れる機会が多いが，対応してくれる方々には女性が多い。その意味では女性の活躍の場としても重要である。

さらに人生経験も重要である。高齢者の医療や介護にはある程度の人生経験が必要である。週に3日とか4日とか，日にち単位，時間単位での仕事もしやすいのが医療や介護分野の特徴でもある。その意味では，高齢者がこの分野で活躍するという選択肢もあり得るのではないか。

高齢者 ＊ AI

もう1つのポイントは，高齢者（60 ～ 80歳）の能力である。高齢者は体力は落ちるが，知的機能はどうであろうか？　Cattellらは，知的機能を記憶力などを中心にした生まれつき備わった流動性能力と経験や学習を反映する結晶性能力に分けている。そして，後者は年をとってもよく保たれるという。

『日経サイエンス』（1992年1月号）「脳の老化と心の老化」では，D・J・セルコーは老化によってニューロンは変性したり消滅したりするが，こうした脳の老化が，私たちが恐れる"心の老化"すなわち知性の低下に結びつくことはない，とする。

また，高齢者では神経細胞数は減少するが，樹状突起を発達させている（図5-1）。このことも，加齢が即，知的機能の低下にはならない根拠にもなる。

このように考えてくると，経験豊富で結晶性能力に秀でた高齢者が，記憶力が落ちた部分に代表される流動性能力について，AIにサポートさせるということはどうであろうか。

若いときには判断の範囲も狭い。医療分野でいえば，根治手術といった対応が中心になる。しかし，高齢者の場合には，AIから医学的な選択肢をもらい，自分の人生経験を加味して治療方法を選択するといったことが可能ではないかと思惟する。

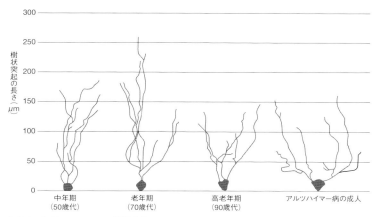

図5-1 海馬ニューロン 樹状突起の長さ
出典：「脳の老化と心の老化」(D・J・セルコー), 日経サイエンス(1992年1月号, p.136)

　AIについても大きな変化がみられる。2017年5月20日，将棋の棋士とAIが戦う第2期電王戦で，佐藤天彦名人が将棋AI「PONANZA」(ポナンザ)に敗れた。また，AIが勝つことは難しいといわれた囲碁でも，2017年5月27日に，世界最強とされる棋士がコンピューター囲碁プログラムである「アルファ碁」に3連敗した。

　ポナンザの作成者である山本一成氏の著書『人工知能はどのようにして「名人」を超えたのか？──最強の将棋AIポナンザの開発者が教える機械学習・深層学習・強化学習の本質』(ダイヤモンド社，2017年)によれば，AIは最終目標を決めるとあるいは与えられると非常な強さを発揮するが，最終目標を達成するための中間(代替)目標を自ら設定することは難しいという。

　医療に当てはめてみれば，診断のように明確な目標に対しては強いことになる。一方で，高齢社会の治療はどうであろうか？最終目標が不明確な中，様々な価値観を取り入れることは，かかりつけ医の仕事かもしれない。あるいは本書で述べているようにAIを使って，高齢者自らが判断していくといった状況もあり得るのではないか。

医師数増加でのワークシェアと医師の収入

　医師が高収入という状態も変わっていくであろう。そもそも日本の皆保険制度下では，診療報酬の行為別の単価は必ずしも高くない。収入は「単価×数」であるので，日本では数をこなすことで医療機関の収入が維持されている。診療所のように病院より経費がかかりにくい形態の医療機関で

は高収益を維持し，そのために医師が高収入であった。簡単にいえば，よく働くことで高収入を得ていたのである。

量より質をという動きもないわけではないが，日本自体の財政制約，高齢化による医療需要の増加による財政圧迫を考え併せると，急にトレンドが変わるわけでもないとすれば，診療当たりの単価はさほど増加しないであろう。

一方，働き方改革が起き，医師の労働者性が強調されるようになり，医師1人ひとりの仕事時間は減少傾向にある。つまり，単価が伸び悩む中，1人の医師当たりの数があまり増えないか，状況によっては減少するわけであるから，医師の収入は下がることが予測される。

さらなる変化は，医師数の増加である。30万人を突破している医師は，労働力調査（基本集計）平成29年（2017年）3月分勤労者の6433万人の約0.5％を占める。2015年出生者数の100万8000人の約1％，今後大卒50万人の中の2％弱の8000～9000人が医師になる時代を迎え，医師層は小さいながらもはや1つの階層をなしているといってもいいであろう。そして，医師数の増加は収入の減少に拍車をかけるであろう。

逆に，教育も階層化している中，医師同士の結婚，医師と高学歴者の結婚はさらに増えることが予想される。階級社会のように医師が医師と結婚し，ワークシェアが充実することで，医師世帯の高収入が維持されていく可能性が高いが，医師1人ひとりが高収入である状態は維持できないであろう。

外国人対応のさらなる強化

4章では，医療アウトバウンドとインバウンド，特にインバウンドの充実は日本にとって非常に重要な外国人対応にもつながることを述べた。観光立国政策，これはアベノミクスにおいて，最大の成功ともいえるであろう（厳密にいえば，この成功は日本あるいは日本人の良さに海外の人が先に気がつき，政策が後からついてきたものの代表例であろう。その証拠に当初の目標では2020年に外国人観光客2000万人を目標にしていた（現在の目標は4000万人）点が挙げられる）。

多くの国で観光業が重要な産業になっていることは言うまでもない。そして，この分野はさらに伸びることが予想されている。

国連世界観光機関（UNWTO）が2016年1月18日に発表した「世界観光指標（World Tourism Barometer）」によると，2015年の国際観光客到着数（宿泊者数）は前年比4.4％増の11億8400万人で過去最高となった。この数字は，2014年と比較して国際観光客数が5000万人以上増えたことを示すものである。

5章　日本を支える医療・健康サービス

　したがって，この分野を単に医療の特殊な話と考えずに，国の大きな目標として考えることが重要になる。たとえば，医療通訳も，伝統的な通訳の考え方のみならず，AIを使った自動翻訳，電話通訳などを活用して，いつでも，どこでも，海外の人が医療に困らない体制を作ることが重要である。

　実際，**表5-1**に示すように外国人の訪問場所は，大都市にとどまらなくなってきている。こういった外国人の医療対応を充実させることで，日本が安心安全の国という評価が定まり，さらに外国人観光客が増えることになる。言い換えれば，病院が観光立国に貢献することで，日本の経済成長を支えることになろう。

　また，在日の外国人数も増加する中，在日外国人への医療対応も重要になる。

　そのことが医療ツーリズムにつながる。医療を海外に受けに行くことは，通常の人にとってはかなり違和感がある体験である。やはり当該国の状況を自分か周りの親しい人から直接聞くという体験がないと，なかなか国境

表5-1　訪日旅行市場の拡大と地方拡散化の現状

		総数	前年比増加率	構成比	同　累計
全国		66,372,660	48.1%	100.0%	—
1位	東京都	17,779,970	34.7%	26.8%	26.8%
2位	大阪府	9,338,480	50.6%	14.1%	40.9%
3位	北海道	5,480,580	40.9%	8.3%	49.1%
4位	京都府	4,811,200	46.2%	7.2%	56.4%
5位	沖縄県	3,918,010	64.0%	5.9%	62.3%
6位	千葉県	3,478,190	30.4%	5.2%	67.5%
7位	福岡県	2,378,210	75.2%	3.6%	71.1%
8位	愛知県	2,245,450	50.7%	3.4%	74.5%
9位	神奈川県	2,172,550	51.7%	3.3%	77.7%
10位	静岡県	1,759,730	123.8%	2.7%	80.4%
11位	山梨県	1,313,370	38.4%	2.0%	82.4%
12位	兵庫県	1,192,280	70.8%	1.8%	84.2%
13位	長野県	963,230	45.8%	1.5%	85.6%
14位	岐阜県	921,730	54.2%	1.4%	87.0%
15位	長崎県	836,020	69.7%	1.3%	88.3%
16位	熊本県	739,150	55.5%	1.1%	89.4%
17位	広島県	739,010	69.9%	1.1%	90.5%
18位	大分県	681,430	70.2%	1.0%	91.5%
19位	石川県	513,350	47.4%	0.8%	92.3%
20位	滋賀県	464,080	101.1%	0.7%	93.0%

出典：運輸政策研究　2016春No19

143

を越えて医療を受けに行くということにはなりにくい。

　その点で，観光客が観光で訪れた国で自分で医療を受けた体験や，医療を受けないまでも，日本での経験，たとえば鉄道が時刻表どおりに来た，タクシーが安全であった，食べ物が健康的であったなどの経験を伝えてくれれば，そこから医療の質の良さが類推され，頭でわかるだけではなく，いわゆる「腹落ち」した状態になる。

　これにより日本の良さ，ひいては医療の良さが伝わることになり，医療ツーリズムにつながるとも考えられる。

国際分業の可能性を視野に

　「医業」という言葉がある。医師法第17条に規定される「医業」とは，当該行為を行うに当たり，医師の医学的判断及び技術をもってするのでなければ人体に危害を及ぼし，又は危害を及ぼすおそれのある行為（「医行為」）を，反復継続する意思をもって行うことである。ここには，反復継続という概念のみで，いわゆる「業」における「暮らしの手だて。生業。職業」といった経済的な側面は触れられていない。

　しかし，状況は変わり，反復継続を行うために効率的な医療を行う必要性が求められている。そこで出てくる概念が「分業」である。

　「分業」とは，医療における産業的側面の話である点に注意を要する。すなわち，医療というサービスを受ける（通常は購入する）ために人が移動するという点をとらえている。製造業では生産場所と消費（購入）場所が異なっているが，サービスにおいては生産場所と購入場所が同じであるので，購入者は生産場所の国に移動することになる。つまり，狭義の医療ツーリズム（メディカルトラベル）が起きることになる。

　実際，小さな移動ではあるが，日本においても東京と神奈川，埼玉などで，疾患によっては，埼玉や神奈川の多くの患者が東京の病院を受診することがわかっている。近くに病院は存在していてもこの現象は起きるのである。移動の理由は，①同じ治療であっても東京のほうがレベルが高いのではないか，という点と，②近くの病院では，その疾患の治療が受けられないのではないか，という2点である。①と②の視点は，医療における分業としても整理される。

　グローバル化した現代において，分業が国際化してきている。これは，たとえば自動車の生産過程に関与する国が，もはや1か国ではなく，数か国で製造された部品を組み立てるといった流れを指す。人は部品ではないが，それでも命にかかわる疾患になれば，それが得意な場所（国）で診療を

受けたい，移動が容易になればより品質が高い場所（国）で医療や検診を受けたいと思うようになる。

このように，国際分業の視点では，医療観光は特に「きわもの」というわけではない。問題は，"medical tourism"という言葉を直訳して「医療観光」としたところにあった。

観光というと，楽しいもの，物見遊山といったニュアンスがあり，医療という重い言葉との親和性が乏しい。実は，これは日本に限ったことではなく，世界的にもmedical tourismではなく，medical travel（メディカルトラベル）といった用語を使うようにしている国もある。

なぜ，原語がtourismであったのかといえば，このような動きがアジアで最初に起きた国であるタイは観光立国でもあり，美容整形や性転換といった軽い医療がその中心であったためもあろう。

また，医療や健康関連で提供されるサービスは，インドのアユールヴェーダや韓国の「韓方」（漢方ではないことに着目）に例をみるように，独自の伝統的な医療に着目し，現代的に商品化されてきている。このような新しい潮流を含めて，アジア圏内において医療ツーリズムに関連して引き起こされる新たな消費傾向を解明し，ヘルスケアを含む広義の医療分野における価値観の変化を探ることも重要である。

さらに，医療ツーリズムを社会問題としてとらえれば，資本市場からの社会保障制度への補完としてとらえる視点もある。たとえば，医療ツーリズムは，社会問題としては当初，欧米先進国から来た患者にアジアの安い医療を提供する南北問題として問題提議されたが，実際の利用者を分析すると，欧米からの患者はごく少数で，患者の多くはアジア諸国から来ており，アジア圏内の地域内移動ということがわかってきた。つまり，南北問題という単純な構造ではなく，アジア域内の医療アクセスの階層化や分業化の実態を解明する必要があるのだ。

資金調達のバリエーション

実務面で重要なことは，新しい案件への開発の資金（調達）である。

研究でも新規市場の開拓でも，新しいチャレンジを行うことがイノベーションの源泉であることは言うまでもない。そのためにはリスクマネーを調達しなければならない。リスクマネーに一番ふさわしいのは株式市場やプライベート・エクイティ（個人のエンジェル（創業したばかりの企業に資金を供給する個人投資家）などを含む）である。

たとえば，2014年10月2日，積極的な医療アウトバウンドで知られる

シップヘルスケアホールディングスは，公募700万株と第三者割り当て120万株あわせて新株820万株を発行すると発表した。新株発行と同時に金庫株100万株も売り出し，調達資金の手取り概算額は286億円である。

日本では，病院経営において株式による資本調達は行うことができない。米国でも株式会社立病院数は必ずしも多くない。しかし，米国では，病院の資金調達の方法として病院債が発行されている。現況の日本では，類似のアイデアから医療機関債や社会医療法人債の発行が認められたが，発行案件も少なく，小規模でほぼ機能していないといっていい。

日本でも，債券に近い，トヨタが発行した株式のように長期間保有の株式で病院事業ができないかなど，もう少し資本市場との接点を模索すべきであろう。

そのために官民ファンドがあるのではないかという声もあろう。いみじくもWedge（2017年6月号）にも触れられているように官民ファンド，いわば政府が関与しているファンドの評価はよろしくない。

ただ，実際，官民ファンドは直接医療法人への投資はできないが，医療関連への投資も多い。

4章のアウトバウンドの節でも触れたように，政府の補助金で行った事業も，何を成功の指標とするのかが難しいが，多くの事業に補助をしたものの，その中から一般にビジネスとして成立しているのかという点で評価すれば，及第点は出しにくいのではないか。事例として挙げた施設は，なかでも具体化しているものだと思われるが，それでも通常のビジネスの規模感からみればかなり小さいのではないか。

個人のエンジェルからの投資や寄付はどうであろう。シリコンバレーのような，たとえば，一代で起業し成功したセールスフォースドットコム社長のマーク・ベニオフが，米UCSF大学病院内の小児科医院（UCSF Children's Hospital）に，個人で1億ドル（約90億円）を寄付したり，IS細胞研究に対して，京都大学の山中教授の研究室に2.5億円寄付したようなことは起きにくいのではなかろうか（なお，IS細胞研究への寄付は，楽天の三木谷社長も同時に行っている）。それは，日本の資本事情の特徴にもよる。

日本の資本市場で成功した場合には，当初は東証のマザーズに上場することが多い。ただ，米国の株式市場に比べると，この市場での資金調達額は少ない。

一代でキャッシュリッチになった個人の中には，資金を医療や健康分野のように社会的な意義があることに寄付なり投資をしようというマインドが生まれやすいが，ここで問題になることは，日本で生まれる新しい企業

家の中で，米国の企業家のようにキャッシュリッチな人が少ないということである。

患者にも医療者にも蔓延する「皆保険マインド」

最後に，意識の問題について考えてみたい。医療関係者がよく，「患者が救急車を無駄に使っている」「患者が薬好きだ」といった面での医療の無駄を指摘する。確かにそのとおりであり，筆者も前著ではそれを指摘した。これは，優れた公的皆保険制度により，お金を気にすることなく医療サービスを消費することができる日本の特徴である。

少し耳が痛い話かもしれないが，この「皆保険マインド」は医療者にも蔓延している。通常の産業では，顧客のニーズが最初にあり，それを満たすことで需要と供給のマッチングが起きる。

いかに自己負担金額が少ないとはいえ，医療においても3割負担があるので，通常の財に比べれば容易かもしれないが，それでも需要と供給のマッチングは起きている。これも，以前であれば，患者が金銭制約で医療を受けられないということはない（あってはならない）ということであったのであろうが，高齢者あるいは貧困世帯の増加とともに，この考え方は，残念ながら化石になりつつある。

繰り返しになるが，需要と供給のマッチングが起きている世界では，最初の顧客のニーズがあることが前提になる。しかし，医療界では，診療報酬で認められれば病院の収入になる（繰り返しになるが，患者が価格を気にするようになってきているので，需要と供給のマッチングは起きてきており，徐々にこの考え方は通じなくなっているが，それでも通常の財に比べれば，顧客（患者）とのマッチングは甘い）。何らかの行為を行えば収入（診療報酬）になるという出来高払いがこれを助長している。

また，資金回収の必要も少ない。未収金という問題はあるものの，保険証があれば，3割回収できなくても，残りの7割は回収できる。

もちろん，こういった問題は起きるべきではないのであるから，医療は産業ではないのだという議論もあるであろう。しかし，医療機関自らがコスト意識をもち，患者のニーズを把握して医療を提供しなければ，現状を改革することはできないであろう。

患者にコスト意識をもつべきということは，同様に医療者にも当てはまるのである。

結論

医療費の国際比較を行うときに重要な，国民医療費の対GDP比はその国の経済が成長すれば割合は低くなる。アベノミクスも経済成長をもくろんだ政策である。

しかし，経済の実質成長率をみると，驚くべきことがわかる。批判が多かった民主党政権の2010 ～ 12年の経済成長率の平均は，IMFによれば2010年4.19％，2011年−0.12％，2012年1.50％の平均1.86％であるのに対し，アベノミクスの4年間は2013年2.0％，2014年0.34％，2015年1.2％，2016年1.0％で，平均1.15％に過ぎない。

筆者も当初はアベノミクスの経済政策に期待した。しかし，『財政と民主主義』（加藤創太・小林慶一郎共著，日本経済新聞出版社，2017年）にも明確に示されるように，政治の問題も絡む選択はどうもそれほど簡単ではないようだ。

このような状況では，医療分野も「稼ぐ」ことを真剣に考えなければならないのではないか。ここでいう「稼ぐ」とは，金を目当てに診療をすることでも，株主に還元するために最大限の企業努力をすることでもない。

医療者も，日々の診療では目の前の患者を注視することが重要であるが，国の財政が危機に瀕する中，国全体のことも考えなければならない時期に来ているといえよう。

その背景をもって，医療分野の役割を考えると，主に国を支える社会保障としてのインフラであると同時に，外貨を稼いだりすることも可能な産業的側面もあるということになる。

それは，国民皆保険を守りながら，その中に少し「稼ぐ」部分を入れていくことである。稼ぐ方法は，公的保険外ということになる。なお，ここでいう公的保険外とは，すでに混合診療が認められている個室料金なども含まれるが，医療サービスの提供のうち表層的な部分を中心に行うこととなろう。この部分については，医療が生活の一部になっていくにつれ，急速に拡大していく。もちろん，現在では医療法の縛りがあるので，できることをしていくか，別会社で行うしかない面はある。

そして，その対象には外国も加えられるべきであろうというのが本書の結論である。

参考文献

1）朝長正徳「脳の正常老化と異常老化」化学と生物，Vol. 27, No1, p. 14-19（1989）．

2）香取照幸『教養としての社会保障』東洋経済新報社，2017年

3）Horn, J.L. & Cattell, R.B. Age differences in fluid and crystallized intelligence. Acta Psychologica 1967; 26: 107-129.

あとがき

　本書は，日本の医療（介護）サービスが持続可能性をもって提供できるような方法論について論じようとしたものである。近年の私の著書の中での位置づけとしては，2017年に出版した『日本の医療，くらべてみたら10勝5敗3分けで世界一』（講談社α新書）が広く日本の医療に対する誤解を解こうとしたもので，奇しくも2002年に薬事日報社から出版した『日本の医療はそんなに悪いのか?―正したほうがいい30の誤解』と同じ趣旨である。これは日本人が少し自虐的であることを示すかもしれない。

　同じく2017年の秋に出版した『医療危機―高齢社会とイノベーション』（中公新書）は，そうはいっても日本の医療には改革がいるだろうという点を，医療者あるいは患者視点で考えたものである。

　さらに，同じような意識改革を目的にしたのが，『治療格差社会　ドラッカーに学ぶ，後悔しない患者学』（講談社+α新書）であった。これは金銭面の格差ではなく，意識面の差によって受けることでできる治療（医療）が異なってしまうので，患者さんの意識改革が必要という点を，いろいろな意味での「自律」がその1つの中心思想であるドラッカー思想をもとに考えたものである。残念ながら，読者の皆さんにはあまりぴんと来なかったようで，売れ行きはいまひとつである。

　一方では，私の著書には突っ込んだ改革論議が少ないという批判も従来からみられた。そこで，本書は当初は一般向けにとも考えたが，やはり改革論議は少し専門的になるので，新書ではなく単行本の形でこのたび，以前からお世話になっており，業界を詳知されている薬事日報社にお願いした次第である。

　ご存知のように，筆者は医師から（現在も産業医などの医業は続けているものの）ビジネススクールの教員に転じたものである。私はその立場で，医療改革というマクロの議論だけで論じるのではなく，もう1つのささやかな願いをこめてこの本を書き上げた。

　医師が増えると，社会保障の範囲での医師の取り分は当然減少する。医師数の増加は既定路線になってしまった。2000年代の後半にいわゆる「医療崩壊」が叫ばれ，その後医学部の定員は増加，さらに新設の医大が2校できた状況では避けることはできないであろう。

医師からビジネススクールの教員に転じたものにとっては，このまま医師など高学歴な医療や介護従事者の収入が低くなることに対しての問題意識というか，当事者としては危機意識がある。

　サービス業の範疇に含まれる日本の医療の生産性は低いといわれている。一方では，本書でも触れているように，医療や介護関連分野の従事者は増えている。単純に考えても，現在の医学部の定員数を考えれば，大学入学者の約50名に1名が医師になる計算になる。言い換えれば，医師が街中で普通に出会える職業になるのである。

　一方，医師の6年間をはじめとして，医療や介護職は高い専門性をもち，長い教育期間が必要である。ノーベル賞を受賞した経済学者のスティグリッツの著書の題名を借りれば，高い生産性をあげる「生産性を高め社会的厚生を改善させるラーニング・ソサイエティ」の中心人物である。その人たちがある程度の高収入を得ることは社会にとって必要ではないか。

　東大卒の医師がマッキンゼーなどのコンサルタント会社に勤務したり，遠隔医療などの会社をスタートアップするようになってきているのは，単なる医師，つまり経済成長の主役ではなく，いわゆる「稼ぐ人」である生産者のサポートをするだけでは，自らのアイデンティを保てなくなった（高収入も得られなくなるかもしれなくなった）からと考えられる。

　ここで少し堅苦しい話をさせてほしい。生産性の代表的な定義は「生産性とは，生産諸要素の有効利用の度合いである」（ヨーロッパ生産性本部）というものである。わかりやすくいえば，生産性とは生産要素投入量1単位当たりの生産量をいうが，ここで筆者は単にものを生産した物的生産性ではなく，付加価値生産性，つまり企業活動（生産，販売）の過程で新たに加えられた価値を高めることが重要だと考えている。ここでいう企業活動の中に医療サービスの提供も入ることは，本書をお読みいただいた皆さんには理解はたやすいと思う。

　問題は，現在の医療や介護において，高い付加価値生産性を維持するのには医療や介護サービスの量を増やすしかない点である。実際，1983～2012年の30年間にわたる国民健康保険医療費の都道府県別年次パネルデータを用いた慶応大学教授の印南一路らの研究では，1人当たり国保医療費の増加要因として，高齢化病床数，医師数，平均在院日数，保健師数などを選別し，分析したところ，1人当たり国保医療費の増加要因を分析した医師数が医療費増加の最大の要因変数であったという。もちろんこれは研究の1つであるし，技術進歩も医療費増加の大きな要因であるので，医師が自らの収入を上げるためだけにサービスの量をやみくもに増やしている

とも言い切れない。実際に，日本では批判の多い抗生物質の使用量が多い（あるいは高価な抗生物質の使用が多い）ことも，別の論文によれば，英国のように風邪などに対して抗生物質を使用することが少ない国では，通常の肺炎や扁桃周囲膿瘍の数が少し増えるという報告もある。

　そうはいっても，医療者が苦笑いして「われわれは薄利多売だからね」ということもよくある。そして，これからはこの量を増やすという方法が取れなくなってくる（あるいは取りにくくなってくる）ことが明白である。

　そうなると，医療や介護産業が違う方法で稼ぐ，言い換えれば高い付加価値生産性をもつことが，医師を代表とする医療や介護従事者が高収入を得るためには必要でもある。そして，その例が米国やアジア諸国にみられることも事実である。この事実と，社会保障で行う医療をいかに両立させるのか，また，医師などの医療従事者が「健全に稼ぐ」ということにいかに向き合っていくのか，この2つの問いが本書の中でのもう1つの筆者の医師や医療従事者としての問いかけでもある。

　本書は，久しぶりの薬事日報社からの書籍になった。以前からお手伝いいただいている河辺秀一さん，今回編集の労をとっていただいた小山大輔さんに改めて御礼を申し上げたい。

　　　2018年9月

　　　　　　　　　　　　　　　　　　　　　　　　　　真野俊樹

参考文献
- 印南一路：『週刊社会保障』2018年7月9日，p.28-29.
- ジョセフ・E. スティグリッツ，ブルース・C. グリーンウォルド『スティグリッツのラーニング・ソサイエティ』(東洋経済新報社，2017年)
- Muraki Y et al.: Japanese antimicrobial consumption surveillance: First report on oral and parenteral antimicrobial consumption in Japan (2009–2013). J Glob Antimicrob Resist 2016; Aug 6;7: 19–23.
- Gulliford MC, et al.: Safety of reduced antibiotic prescribing for self limiting respiratory tract infections in primary care: cohort study using electronic health records. BMJ 2016; 354: i3410.

● 本書全体の参考文献

- IoMT学会編集委員会：IoMT学会誌（Journal of Internet of Medical Things）Vol.1 No.1（2018/5）
- Joseph S. Esherick，他『国際標準の診療ガイドライン　スクリーニング，予防，治療の推奨事項』日経BP社，2018年
- Michael F. Drummond，他『保健医療の経済評価』篠原出版新社，2017年
- NHKスペシャル取材版『健康格差　あなた寿命が社会が決める』講談社，2017年
- P.F.ドラッカー『イノベーションと企業家精神【エッセンシャル版】』ダイヤモンド社，2015年
- PHILIP R.REILLY『オーファン　希少遺伝性疾患の子どもを救うために』アドスリー，2018年
- 麻生泰『カイゼン型病院経営－待ち時間ゼロへの挑戦』日本経済新聞出版社，2015年
- 足立辰雄　編集『ビジネスをデザインする：経営学入門』ミネルヴァ書房，2016年
- イアン・ブレマー『対立の世紀　グローバリズムの破綻』日本経済新聞出版社，2018年
- 井伊雅子　編集『アジアの医療保障制度』東京大学出版会，2009年
- 池上直己『医療管理：病院のあり方を原点からひもとく』医学書院，2018年
- 一戸真子『ヘルスケアサービスの質とマネジメント―患者中心の医療を求めて』社会評論社，2012年
- 医療科学研究所「アジア・太平洋地域の医療保障制度」医療と社会，18巻1号，2008
- 岩本康志，他『健康政策の経済分析：レセプトデータによる評価と提言』東京大学出版会，2016年
- ウィリアム バイナム『医学の歴史（サイエンス・パレット）』丸善出版，2015年
- 宇沢弘文，関良基　編集『社会的共通資本としての森（Social Common Capital）』東京大学出版会，2015年
- 江崎禎英『社会は変えられる：世界が憧れる日本へ』国書刊行会，2018年
- エドワード・P・ラジアー，他『人事と組織の経済学　実践編』日本経済新聞出版社，2017年
- エム・シー・ヘルスケア株式会社　編著『地域ヘルスケア基盤の構築　病院の経営を考える「本」』日本医療企画，2018年
- エリアス・モシアロス，他『医療財源論－ヨーロッパの選択』光生館，2004年
- エリック・ホルナゲル，他『レジリエント・ヘルスケア―複雑適応システムを制御する―』大阪大学出版会，2015年
- 大泉啓一郎『新貿易立国論』文藝春秋，2018年
- 翁　百合『国民視点の医療改革―超高齢者社会に向けた技術革新と制度』慶應義塾大学出版会，2017年
- クレイトン・M・クリステンセン，他『医療イノベーションの本質―破壊的創造の処方箋（碩学舎ビジネス双書）』碩学舎，2015年
- グレッグ・ボグナー，他『誰の健康が優先されるのか―医療資源の倫理学』岩波書店，2017年
- 月刊新医療　編集『医療機器システム白書〈2018〉』（月刊新医療データブック・シリーズ），エム・イー振興協会，2017年
- 厚生労働省「保健医療2035　報告書」
- 国立がん研究センター研究所　編集『「がん」はなぜできるのか　そのメカニズムからゲノム医療まで（ブルーバックス）』講談社，2018年
- 斎藤正武，堀内恵『医療ビジネスとICTシステム（中央大学企業研究所研究叢書38）』中央大学出版部，2017年
- 佐々木淳『これからの医療と介護のカタチ～超高齢社会を明るい未来にする10の提言～』日本医療企画，2016年
- ジェフ・エルトン，他『ヘルスケア産業のデジタル革命　破壊的変化を強みに変える次世代ビジネスモデルと最新戦略』日経BP社，2017年
- ジョン・グッドマン『顧客体験の教科書　収益を生み出すロイヤルカスタマーの作り方』東洋経済新報社，2016年
- 諏訪良武『サービスサイエンスによる顧客共創型ITビジネス』翔泳社，2015年
- 諏訪良武『サービスの価値を高めて豊かになる　豊かさを実現する6つの価値』リックテレコム，2016年

155

- 髙橋紘士，武藤正樹　編集『地域連携論―医療・看護・介護・福祉の協働と包括的支援―』オーム社，2013年
- 髙尾洋之『鉄腕アトムのような医師　AIとスマホが変える日本の医療』日経BP社，2017年
- 武久洋三『こうすれば日本の医療費を半減できる』中央公論新社，2017年
- 武山政直『サービスデザインの教科書　共創するビジネスのつくりかた』エヌティティ出版，2017年
- 田多英範『世界はなぜ社会保障制度を創ったのか：主要9カ国の比較研究』ミネルヴァ書房，2014年
- 田多英範　編集『『厚生（労働）白書』を読む：社会問題の変遷をどう捉えたか（新・MINERVA福祉ライブラリー）』ミネルヴァ書房，2018年
- 田中滋　編集「医療制度改革の国際比較 講座 医療経済・政策学 第6巻」勁草書房，2007年
- ティム・ブラウン『デザイン思考が世界を変える　イノベーションを導く新しい考え方』早川書房，2010年
- 東京慈恵会医科大学 先端医療情報技術研究講座『スマホで始まる未来の医療 医療+ICTの最前線』日経BP社，2016年
- 東京大学高齢社会総合研究機構『東大が考える100歳までの人生設計　ヘルシーエイジング』幻冬舎，2017年
- 中田敏博『医療鎖国―なぜ日本ではがん新薬が使えないのか』文藝春秋，2011年
- 中西聡　編集『経済社会の歴史―生活からの経済史入門―』名古屋大学出版会，2017年
- 二木立『安倍政権の医療・社会保障改革』勁草書房，2014年
- 二木立『地域包括ケアと地域医療連携』勁草書房，2015年
- 西村周三，田中滋，遠藤久夫『医療経済学の基礎理論と論点 講座 医療経済・政策学 第1巻』勁草書房，2006年
- 西村周三，金子能宏，京極高宣『社会保障の国際比較研究：制度再考にむけた学際的・政策科学的アプローチ』ミネルヴァ書房，2014年
- 日本学術会議「超高齢社会のフロントランナー日本：これからの日本の医学・医療のあり方」2014年
- 日本政策投資銀行，日本経済研究所　監修・編集『医療経営データ集　数値で理解する医療・介護業界の最新動向　2017（医療経営士サブテキスト）』日本医療企画，2017年
- 日本博識研究所　著，真野俊樹　監修『日本の医療最前線』ジービー，2013年
- 日本貿易振興機構（ジェトロ）「活発化する世界の医療サービスビジネス〜各国・地域の医療サービスビジネス・制度報告〜」（2013年10月）
- 廣瀬輝夫　監修『医療・医療経営統計データ集　2017-2018』三冬社，2016年
- フィリップ・コトラー，他『コトラー競争力を高めるマーケティング―「デジタル消費者」の時代，アジアから世界へ！』丸善出版，2018年
- ブルーノ・パリエ『医療制度改革―先進国の実情とその課題（文庫クセジュ）』白水社，2010年
- マイケル・E・ポーター，他『医療戦略の本質 価値を向上させる競争』日経BP社，2009年
- マイケル・E・ポーター『[新版] 競争戦略論Ⅰ』，『[新版] 競争戦略論Ⅱ』ダイヤモンド社，2018年
- 松山幸広『財政破綻に備える次なる医療介護福祉改革』日本医療企画，2017年
- 真野俊樹『日本の医療はそんなに悪いのか？―正したほうがいい30の誤解』薬事日報社，2002年
- 真野俊樹『医療マーケティング』日本評論社，2003年
- 真野俊樹『医療マネジメント』日本評論社，2004年
- 真野俊樹『健康マーケティング』日本評論社，2005年
- 真野俊樹『入門 医療経済学―「いのち」と効率の両立を求めて』中央公論新社，2006年
- 真野俊樹『医療経済学で読み解く医療のモンダイ』医学書院，2008年
- 真野俊樹『グローバル化する医療―メディカルツーリズムとは何か』岩波書店，2009年
- 真野俊樹『医療が日本の主力商品になる』ディスカヴァー・トゥエンティワン，2012年
- 真野俊樹『入門 医療政策―誰が決めるのか，何を目指すのか』中央公論新社，2012年
- 真野俊樹『比較医療政策―社会民主主義・保守主義・自由主義』ミネルヴァ書房，2013年
- 真野俊樹『命の値段はいくらなのか？"国民皆保険"崩壊で変わる医療』角川書店，2013年
- 真野俊樹『アジアの医療提供体制　日本はアジアの医療とどう向き合えばいいのか』日本医学出版，2016年

- 真野俊樹『医療危機―高齢社会とイノベーション』中央公論新社，2017年
- 真野俊樹『日本の医療，くらべてみたら10勝5敗3分けで世界一』講談社，2017年
- 三重野文晴，深川由紀子　編集『現代東アジア経済論（シリーズ・現代の世界経済）』ミネルヴァ書房，2017年
- 三浦俊彦，他『グローバル・マーケティング戦略』有斐閣，2017年
- 宮田裕章，洪　繁「医療ビッグデータをいかに解析するか」医学のあゆみ，259巻7号，医歯薬出版（2016年11月12日）
- 村上正泰『医政羅針盤　激動する医療と政策の行方』医薬経済社，2016年
- 森 健，日戸浩之　著，此本臣吾　監修『デジタル資本主義』東洋経済新報社，2018年
- 盛山和夫『経済成長は不可能なのか―少子化と財政難を克服する条件』中央公論新社，2011年
- 吉川 洋『人口と日本経済―長寿，イノベーション，経済成長』中央公論新社，2016年

著者紹介

真野俊樹（まの　としき）

1961年愛知県生まれ。中央大学大学院戦略経営研究科教授，医学博士，総合内科専門医，経済学博士，MBA。名古屋大学医学部卒業後，内科医として勤務したのち，95年に米国コーネル大学医学部研究員となる。英国レスター大学大学院でMBA取得後，大和総研主任研究員，大和証券SMBCシニアアナリストなどを歴任。現在，多摩大学大学院ほか多くの大学で教鞭をとり，産業医活動も行っている。

『日本の医療，くらべてみたら10勝5敗3分けで世界一』，『治療格差社会　ドラッカーに学ぶ，後悔しない患者学』（いずれも講談社＋α新書），『医療危機－高齢社会とイノベーション』（中公新書）ほか，著書多数。

医療で「稼ぐ」のは悪いことなのか？
医療立国の可能性，その課題と展望

2018年10月1日　第1刷発行

著　者　真野　俊樹

発　行　株式会社　薬事日報社
　　　　〒101-8648 東京都千代田区神田和泉町1番地
　　　　電話　03-3862-2141（代表）
　　　　URL　http://www.yakuji.co.jp.

組版・印刷　クニメディア株式会社

© 2018 Toshiki Mano　ISBN978-4-8408-1474-4

・落丁・乱丁本は送料小社負担でお取り替えいたします．
・本書の複製権は株式会社薬事日報社が保有します．